DIETA \

Perdere Peso Con La Dieta Vegana

(Deliziose Ricette Per Essere Sani E In Forma)

Adelfo Cocci

Traduzione di Daniel Heath

© **Adelfo Cocci**

Todos os direitos reservados

Dieta Vegana: Perdere Peso Con La Dieta Vegana (Deliziose Ricette Per Essere Sani E In Forma)

ISBN

<u>TERMINI E CONDIZIONI</u>

INDICE

Capitolo 3 – Ricette Vegane Che Ti Lasceranno A Bocca Aperta 40

Capitolo 4 - Ricette Vegane Per Bambini E Neonati 53

Capitolo 5: I Sandwiches & Insalate Vegane Più Incredibili. 59

Conclusioni 75

Parte 1

Introduzione

Voglio ringraziarti e congratularmi con te per aver scaricato il mio libro.

Scrivere questo libro è stato davvero un lavoro d'amore per me. Sono diventato vegano tre anni fa quando ho visto un documentario chiamato Earthlings. Essendo un amante degli animali, dopo aver visto quel documentario, non riuscivo proprio a sostenere un settore del genere. Da allora sono stato così appassionato di dare a questa dieta il mio massimo. All'inizio non è stato facile e ho avuto molte difficoltà. Non avevo idea che ci fossero molti prodotti che contenevano una componente animale, né la quantità di cibo che pensavo fosse vegana, ma in realtà non lo era (sto guardando i tuoi bagel!).

Indipendentemente da ciò, ho insistito e sono stato premiato. Ho perso molto peso proprio nei primi mesi, ho iniziato ad andare in palestra incoraggiato dai miei progressi solo dalla sola dieta. Ho notato che avevo un aspetto migliore e più giovanile. Stavo davvero vedendo i risultati! Il motivo è stato che ho investito molto tempo nel fare ricerche su come implementare le abitudini, come superare le voglie e come si verifica esattamente il processo di perdita di peso. Ora ti sto portando questo libro, con la speranza che possa accelerare il viaggio vegano per te!

La dieta vegana è davvero meravigliosa. Non solo stai diventando più sano, ma stai salvando vite animali allo stesso tempo - non penso che potrebbe andare meglio.

Grazie ancora per aver scaricato questo libro, spero che ti piaccia!
Ti incoraggio a condividere questo libro con tutti i tuoi amici e familiari in modo da diffondere l'amore vegano e rendere questo movimento ancora più grande! Se ti piace questo libro, ti preghiamo di lasciare una recensione onesta. Il tuo feedback significa per me il mondo, e spero davvero che questo libro sia l'inizio di un nuovo te e di uno stile di vita più sano, più produttivo e più felice.

Capitolo 1 - Tutto quello che c'è da sapere sull'essere vegano

Cose importanti che dovresti sapere sull'essere vegani.

Lo stile di vita vegano è un modo di vivere che è esistito molto prima ancora che fosse dato il suo nome. La parola "vegano" fu coniata dalla parola "vegetariano", nell'anno 1944; quando un piccolo corpo di vegetariani si staccò dalla nota Società Vegetariana di Leicester.

Un vegetariano sta lontano dal mangiare certi prodotti animali, i vegani ne fanno uno stile di vita per stare lontano da qualsiasi prodotto animale. Che si tratti di cibo, vestiti, prodotti per capelli, prodotti per il corpo, ecc. La parola era originariamente definita come un principio di emancipazione degli animali dallo sfruttamento dell'uomo.

Che cos'è un vegano e cosa non lo è.

Il concetto di essere vegani è sempre stato frainteso, anche da alcune persone appena vegane. La definizione perfetta di un vegano sarebbe "una persona che ha preso una decisione consapevole di stare lontano da tutto ciò che coinvolge animali o prodotti derivati da animali come carne, uova, latte, formaggio, alcuni vini, zucchero bianco raffinato, ecc. ha la sua convinzione che la libertà degli animali possa coesistere liberamente senza essere danneggiata dalle persone".

Essere vegani è uno stile di vita in crescita ed è attualmente adottato da molte persone in tutto il mondo. Le statistiche hanno dimostrato che più prodotti vegani vengono consumati quotidianamente in percentuali più elevate e attualmente, il mercato in più rapida crescita dei prodotti vegani è la Cina. La Cina ha attualmente una crescita delle vendite del 17,2%.

C'è anche un fenomeno in molti paesi occidentali, noto come Veganuary, dove la gente diventa vegana nel mese di gennaio. Se sei una di queste persone, questo libro include tutto ciò che devi sapere su come essere sicuro di seguire la tua nuova dieta vegana.

I migliori motivi per cui le persone scelgono lo stile di vita vegano.

Questa è una domanda frequente; un sacco di persone si chiedono perché qualcuno nella sua mente giusta scelga intenzionalmente uno stile di vita che li farà stare lontani da carne e altri prodotti animali.

Molte persone sono marginalmente consapevoli della sofferenza che gli animali subiscono quotidianamente, ma dal momento che non sono state direttamente esposte ad essa, respingono la dieta vegana come una moda passeggera. Detto questo, in realtà non esiste una ragione singola o particolare sul perché la gente vada.

Quello che segue è un elenco dei motivi per cui alcuni scelgono di adottare una cucina vegana. Potresti trovare la tua ragione qui di seguito, o anche trovarne una nuova ed essere ulteriormente ispirato a seguire la tua dieta vegana. È anche possibile che tu abbia una ragione completamente diversa per diventare vegano.

Ecco alcuni motivi per cui le persone scelgono di diventare vegani:

Ragioni di salute -

Un sacco di persone che cercano di evitare uno stile di vita che contribuisce a disturbi e malattie come attacchi di cuore, diabete di tipo II e persino il cancro diventano vegani. Queste persone di solito diventano vegane per ridurre l'assunzione di prodotti animali e gli effetti dannosi che possono avere sul corpo.

La maggior parte dei prodotti vegani sono a base vegetale e riducono il rischio di queste terribili malattie e riducono il rischio di sviluppare la malattia di Alzheimer e molte altre.

La dieta vegana contribuisce anche alla perdita di peso, non solo è una dieta a base vegetale meno calorica densa, ma fornisce i giusti nutrienti per dimagrire rapidamente. Una dieta vegana riduce i livelli di colesterolo, le LDL e la pressione sanguigna - questo ti farà sentire non solo fantastico, ma anche bello. Di fatto, le persone che seguono una dieta vegana hanno in genere una pressione del sangue inferiore del 25-75% rispetto a una persona con una dieta di prodotti animali. Questo consente anche ai vegani un rischio molto più basso di demenza.

In sostanza, una dieta vegana creerà uno stile di vita sano senza nemmeno bisogno di allenarsi. Se lavori bene, però, puoi ottenere risultati incredibili sia in termini di perdita di peso che di salute! Esploreremo alcuni di questi benefici più avanti nel libro.

Inoltre, molti degli antibiotici usati nel moderno sistema di allevamento degli animali causano un sacco di terribili effetti collaterali, e andando avanti le persone vegane li stanno evitando.

Ad esempio, l'eccesso di estrogeni, che viene utilizzato per rendere gli animali più "cicciosi" per aumentare la "resa" delle industrie di carne, può contribuire all'aumento di peso quando viene consumato dagli esseri umani. Inoltre, alti livelli di estrogeni sono stati collegati alla ginecomastia (colloquialmente denominata "tette d'uomo") negli uomini.

Ragioni etiche -

Un bel po'di persone scelgono di diventare vegani come stile di vita a causa delle convinzioni che ne sono legate. Essere vegani come stile di vita si concentra sulla protezione della vita e della libertà degli animali, considerando che esistono altre alternative disponibili che non comportano il prelievo di animali. Questo è il modo in cui molte persone sono introdotte al veganismo e la prevenzione della crudeltà verso gli animali è fondamentale per essere un vegano.

L'industria della carne e dei latticini domina il paesaggio, cercando di minimizzare i costi e massimizzare i profitti a scapito degli animali. Non è che i vegani stiano suggerendo che gli animali ricevono lo stesso trattamento degli umani, acquistano le loro case e vivono stili di vita lussuosi - piuttosto ciò che si desidera è che gli animali ricevano uguale considerazione.

Diventando vegano, stai contribuendo in modo massiccio all'eliminazione della sofferenza animale. Ogni anno cresce il numero di persone che diventano vegane, quindi l'industria vegana cresce e sempre più prodotti alternativi sono disponibili per i prodotti che l'industria della carne mette a disposizione. Questo è un ciclo di positività e speriamo un giorno di eliminare ogni sofferenza animale.

Per proteggere l'ambiente -

Il processo di produzione di animali richiede l'uso di molta e tanta acqua e ciò significa che più acqua viene utilizzata per questo scopo piuttosto che per la produzione, ad esempio, di cereali.

In effetti, la quantità di acqua utilizzata per un mangiatore di carne è più del doppio della quantità di acqua che sarebbe stata usata per produrre il cibo che un vegano mangia. Potresti pensare che ci sia un'abbondanza di acqua nel mondo, considerando che il pianeta è il 70% di acqua, tuttavia questo non è il caso in termini di acqua potabile. Si stima che entro il 2030 il mondo avrà solo il 60%

dell'acqua necessaria se non ne facciamo qualcosa ora.

Alcune persone diventano anche vegane per salvare gli alberi, poiché molti alberi vengono abbattuti per creare aree di pascolo per gli animali e creare spazio per la loro produzione di cibo.

Uno dei motivi principali per cui molte persone scelgono lo stile di vita vegano è che si ritiene che l'agricoltura animale contribuisca a circa il 65% del totale del gas di protossido di azoto immesso nell'atmosfera e aumenti anche la quantità totale di gas metano nell'atmosfera.

Particolarmente importante è il fatto che il 9% delle emissioni di biossido di carbonio a livello globale proviene dall'agricoltura animale. Sono tutti gas che svolgono un ruolo fondamentale nell'inquinamento atmosferico e nei cambiamenti climatici. Quindi, eliminando la necessità dell'agricoltura animale, si possono fare molti progressi su grandi temi come il riscaldamento globale.

Riassumendo, diventando vegano, aiuti a ridurre la quantità di acqua che viene usata nell'agricoltura degli animali in modo che possa essere utilizzata da chi ne ha bisogno. Stai riducendo l'effetto del cambiamento climatico globale e contribuisci contro l'inquinamento atmosferico. Nei prossimi 30 anni, se la popolazione vegana continuerà a crescere allo stesso ritmo, avremo fatto enormi progressi nella risoluzione di questi grandi problemi.

Ciò che il tipico vegano mangia

Cosa mangiano i vegani? È vero che un sacco pasti di base contengono prodotti di origine animale. Bene, molte persone che vogliono diventare vegane non sanno che hanno un sacco di altre alternative tra cui scegliere.

I vegani possono diventare creativi, poiché in realtà ci sono molti alimenti disponibili per loro. In effetti, probabilmente più cibo di quello che potresti mangiare in una vita. Un tipico piatto vegano può contenere verdure, tofu, fagioli, pasta, semi, noci, lenticchie, latti vegetali, ecc., Come sostituto di alimenti per animali. Ci sono anche dolcificanti a base vegetale come la stevia invece di zucchero raffinato e miele.

A causa dell'aumento del numero di persone vegane nel mondo, molti negozi vendono prodotti vegani già pronti. Potresti trovare prodotti vegani pronti come formaggio vegano, dessert vegani e carni vegane come il tofu. Man mano che più persone diventeranno vegane, questo continuerà ad essere il caso e la quantità e varietà di prodotti aumenterà inevitabilmente.

I tre tipi di vegani.

Non tutti i vegani stanno lontano dalle stesse cose, o mangiano gli stessi tipi di alimenti. Il vegano della porta accanto può essere un diverso tipo di vegano rispetto al vegano che vive a pochi isolati di distanza. Ci sono diversi tipi di vegani, queste categorie sono piuttosto ampie quindi potresti essere un mix, eccoli qui:

Vegani di cibi crudi -

Questi tipi di vegani tendono a scegliere alimenti che non sono cotti. Alimenti come verdure, frutta o altri cibi che vengono cucinati a temperature molto basse.

Vegani cibo spazzatura -

Questi tipi di vegani si basano principalmente su dessert e cibi vegani elaborati, come gli hamburger vegetariani. Poiché un sacco di "cibo spazzatura" vegano in realtà tende ad essere molto più sano del cibo spazzatura basato sugli animali, questo può essere una dieta praticabile per la perdita di peso, anche se non è raccomandato semplicemente mangiare hamburger vegetariani e gelato al latte di soia.

Vegani dietetici -

Questi vegani tendono a mangiare cibi che provengono da un'origine vegetale. Tuttavia, i vegani alimentari possono usare prodotti animali in altre cose non commestibili come cosmetici, vestiti, saponi, shampoo, ecc.

Questo è un percorso per molti vegani principianti, che non conoscono ancora l'estensione dell'uso di prodotti animali in molti articoli che usiamo nella vita quotidiana. È un buon punto di partenza e molte di queste persone tendono ad abbracciare completamente lo stile di vita vegano con il passare del tempo.

Le 10 cose che le persone tendono a fraintendere sui vegani.

1: Essere vegani è uno stile di vita non salutare -

Molte persone tendono a pensare che stare lontano dai prodotti animali sia come stare lontano da molte sostanze nutritive. Tuttavia, ci sono molte alternative ai prodotti animali che hanno la stessa quantità di nutrienti o anche di più. Ad esempio, mangiare un hamburger vegetariano è molto più salutare di un hamburger di manzo, a causa di tutti i benefici per la salute menzionati prima.

Contrariamente alla credenza popolare, diventare vegani fa molto più bene che male quando si tratta della salute. Esistono moltissimi studi a sostegno di ciò, ma penso che la maggior parte delle persone capisca intuitivamente che solo preoccupandosi di ciò che si mangia diventi più sano, soprattutto quando si eliminano i prodotti a base di carne derivati dalla dieta e si sostituiscono a quelli rivitalizzanti prodotti.

La società è ben consapevole del potere della cucina a base vegetale, abbiamo parole come "fai i tuoi cinque pasti al giorno" e "una mela al giorno toglie il medico di torno", è solo che molti non agiscono su queste ben note banalità.

2. Essere vegani è solo una cosa hippie -

Molte persone sono gravate dalla convinzione che le uniche persone che diventano vegane siano hippy, quindi; è una cosa hippy. Molti associano il vegano ad uno stile di vita olistico alternativo o ai vegani che hanno una certa dottrina.

Ma questo è un grosso equivoco, visto che molte persone di ogni ceto sociale sono vegane. In effetti, uno dei motivi principali per cui molte persone stanno diventando vegane è che molte celebrità stanno attribuendo allo stile di vita e queste celebrità sono modelli per molti.

Inoltre, molti politici, dottori, avvocati e insegnanti sono vegani e non li riconosceresti guardandoli. Certo, c'è la minoranza di persone che telegrafano del fatto che sono vegane, ma questo è veramente un esempio della minoranza vocale che viene rappresentata come la maggioranza.

3: Essere vegani è inaccessibile -

Le persone hanno l'idea sbagliata che lo stile di vita vegano sia molto costoso e solo le persone con tasche profonde possano permettersi di essere vegani. Ma questo non è il caso.

Ci sono molti prodotti vegani a prezzi accessibili che ti costano la stessa quantità o anche meno, se confrontati con l'alternativa del prodotto animale. Ti costa anche moralmente meno.

Un sacco di prodotti vegani come legumi, noci e pasta sono molto convenienti e anche abbondanti nei negozi di alimentari. Inoltre, logicamente parlando, meno elaborato è il cibo, più economico sarà il più sano. Prova a visitare un mercato e comprare frutta e verdura alla rinfusa. Rimarrai sorpreso dal tipo di offerte che puoi ottenere.

Se non hai voglia di visitare il mercato, molti dei negozi più famosi ora hanno negozi online, dove puoi ricevere i prodotti vegani direttamente a casa tua!

4: Diventare vegano ti rende debole

-

Un altro equivoco che rende le persone lontane dallo stile di vita vegano è la convinzione che il corpo vegano e il sistema immunitario siano in qualche modo più deboli di una persona media che si nutre di prodotti animali.

L'immagine di un vegano carente di ferro compare nelle teste di molti. Tuttavia, essere vegani non ti rende in alcun modo debole, poiché i prodotti vegani contengono tutti i nutrienti necessari per rendere forte il tuo corpo e il sistema immunitario, ed in realtà, mangiare una dieta così varia è un buon modo per assicurarti di ottenere ancora più vitamine, minerali e proteine rispetto a un non-vegano, che potrebbe semplicemente attenersi ai cibi che conosce e non provare nulla di nuovo.

In effetti, ci sono molti atleti vegani di successo come David Meyer nel BrazilianJiu Jitsu di cui si fatica a negare la forza e Pat Reeves, una powerlifter femminile che ha superato il cancro e ha

battuto il record del deadlift mondiale due
volte!

5: Essere vegano è estremamente difficile da mantenere-

Un sacco di persone credono che se sei un vegano, deve essere difficile, se non impossibile, stare lontano dai prodotti animali che i vegani normalmente tengono alla larga.

Questa convinzione che i vegani stiano negando i loro corpi di ciò di cui hanno bisogno scoraggia molte persone, in tal modo, facendole stare il più lontano possibile dalla possibilità di essere vegani. Naturalmente questo non è vero; diventare vegano è semplice una volta che hai deciso e diventa più facile se lo fai per te.

Proprio come qualsiasi cosa, con la pratica e la ripetizione, migliorerai. Se metti anima e corpo nell'essere vegano, i risultati che otterrai nella tua vita personale saranno fenomenali, ma anche i risultati che otterremo insieme in termini di rendere il mondo un posto migliore saranno astronomici.

6: Diventare vegani è noioso -

Il fatto che i vegani siano tenuti a stare lontano da certi cibi che la maggior parte del mondo consuma fa sì che le persone costruiscano l'equivoco che in qualche modo le vostre opzioni dietetiche diventeranno troppo limitate;

Questo non potrebbe essere più lontano dalla verità, una volta che hai approfondito la cucina vegana, puoi dire che c'è una grande quantità di cibo gustoso là fuori che aspetta solo di essere scoperta.

È una tale avventura, essere vegano ti permette di scoprire del cibo che non sapevi nemmeno esistesse, provare cose nuove e persino incontrare nuove persone. Potresti incontrare uno dei tuoi migliori amici nei circoli vegani.

7: La dieta vegana è un tipo di disturbo alimentare -

La maggior parte delle persone non può stare lontana dai prodotti animali e questo rende difficile loro capire perché qualcuno sano di mente sceglie di non mangiare carne e simili.

Ciò porta alcuni a interpretarlo nell'unico modo che sanno, e cioè a credere che le persone che hanno scelto questo stile di vita sono in qualche modo anormali e soffrono di una sorta di malattia mentale che si manifesta come un disturbo alimentare.

Evidentemente, questo è il modo sbagliato di guardare alle cose; le persone che assumono lo stile di vita vegano hanno preso una decisione consapevole di vivere in questo modo e sono perfettamente normali per aver scelto di farlo. Infatti, dopo aver saputo del tipo di sofferenza che gli animali sperimentano, come si fa a non essere vegani.

8: Lo stile di vita vegano è pericoloso per i bambini -

Questo ci riporta nuovamente al fatto che ci sono molte alternative vegane che in alcuni casi hanno anche più nutrienti del prodotto animale medio.

Alcune persone pensano che i bambini cresciuti in modo vegano siano in qualche modo carenti di sostanze nutritive che le loro controparti allevate sui prodotti a base animale hanno.

Questo non è vero; i bambini possono anche ottenere i nutrienti di cui hanno bisogno dai pasti vegani. In effetti, ci sono molti atleti vegani che si comportano molto bene nei rispettivi campi. Ad esempio, Cody Elkins aveva solo dieci anni quando vinse il campionato mondiale di pallacanestro all'aperto. Era stato vegano da quando aveva due anni.

9: I vegani hanno bisogno di integratori -

Le persone tendono a pensare che una tipica persona vegana abbia bisogno di integratori per compensare la sua "cattiva alimentazione", e questa è una nozione errata. Come vegano, non è necessario assumere integratori, tuttavia possono certamente aiutare all'inizio quando non sei esattamente sicuro di ciò che ti manca.

Dato che sei vegano per un periodo di tempo più lungo, puoi familiarizzare con una più ampia varietà di alimenti che soddisferà tutte le esigenze nutrizionali in modo tale che idealmente non hai bisogno di alcun integratore. In realtà, la maggior parte delle persone diventa vegana senza alcun tipo di integratore.

10: Essere vegano è una moda passeggera -

Molte persone pensano che essere un vegano stia diventando una moda . Direi che, in un certo senso, è decisamente una buona cosa. Dovrebbe essere di moda per salvare il pianeta.

Tuttavia, in realtà, grazie ai social media, sempre più persone stanno diventando consapevoli della crudeltà inflitta agli animali e anche dei benefici per la salute di diventare vegani.

Chiamalo come preferisci, non si può negare che essere vegani sia una delle cose migliori che puoi fare per la tua salute.

Le celebrità che non pensavi fossero vegane

Un sacco di persone hanno assunto lo stile di vita vegano a causa del fatto che le varie celebrità che idolatrano hanno adottato lo stile di vita vegano. Ci sono molte celebrità che stanno attualmente diventando vegane, incoraggiando molte persone lungo la strada. Alcune di queste celebrità includono persone importanti come: Ellen DeGeneres, Ariana Grande, LiamHemsworth, MileyCyrus, Ellen page, ecc.

La maggior parte di loro ha scelto lo stile di vita vegano perché ha imparato a conoscere la crudeltà animale coinvolta nella maggior parte dei prodotti a base animale. Inoltre, la maggior parte di loro ha affermato che diventare vegani è stata una grande decisione da parte loro e che non se ne pentono in alcun modo.

Penso che sia davvero fantastico che stiano promuovendo la dieta e lo stile di vita vegano, e speriamo di poter ottenere altri convertiti di celebrità nel 2018. Abbiamo già avuto WILL.I.AM, in attesa di molti altri!

Capitolo 2 – Salute, Fitness e Consapevolezzavegana.

Come diventare vegani e il modo segreto in cui i social media possono aiutare

È semplice. Basta non mangiare o usare prodotti animali. Va bene, mi hai preso. Non è così semplice. Se sei già vegetariano, potrebbe essere abbastanza facile per te diventare vegano completo, ma essendo sinceri, c'è molta ricerca da fare su come diventare veramente un vegano. Mi aspetto che tu faccia quello che ho fatto e trascorri ore e ore a cercare risorse online e a cercare su Google quali sono i cibi vegani? Beh, mi aspetto che tu faccia l'ultima parte.

Per facilitare l'accesso a tutte le informazioni giuste, iscriviti a gruppi Vegani su Facebook. Unisciti a un club vegano presso la tua scuola o università, segui account Instagram vegani, account Twitter, magari segui anche blogger vegani su tumblr o vlogger su Snapchat.

Più informazioni avrai, più otterrai maggiori probabilità di attenerti alla tua dieta. Se ti immergi completamente nella cultura vegana, il tuo cervello si accorgerà lentamente "Oh wow, stiamo facendo questa cosa vegana per davvero allora". Allora sarai in grado di seguire la dieta molto più facilmente. Questa è conosciuta come la legge di attrazione.

Un'altra cosa che suggerirei è che prima di andare a letto tutte le sere, scrivi su un foglio di carta "I motivi per cui voglio diventare vegano" e vedi se riesci a scrivere almeno dieci motivi. Quello che troverai è, quando arrivi a dieci motivi, che ne avrai molti più di dieci. Continua e vedi quanti ne puoi scrivere. Se lo fai ogni giorno per un mese, posso garantire che ti atterrai alla tua dieta.

Il metodo infallibile per attenersi alla dieta vegana.

Il salto nel metodo funziona molto bene per alcune persone. Come sai, quando stai cercando di entrare in acqua sulla spiaggia, qual è il modo più comodo per entrare? Guadare lentamente l'acqua sentendoti freddo sulla pelle o saltando subito dentro?

Beh, alcune persone non possono davvero entrare subito. Questo è il motivo per cui potrebbe essere una buona idea diventare vegetariano per un mese e poi diventare completamente vegano. Questo è un metodo perfettamente valido e fa miracoli se vuoi essere assolutamente sicuro di attenerti alla tua dieta vegana. Ti dà anche il tempo di ricercare quali prodotti animali ci sono là fuori e le loro alternative.

Il vegano consapevole

La meditazione e l'essere vegani sono così perfettamente in sinergia. Puoi iniziare con solo dieci minuti al giorno, sederti in una stanza tranquilla e cercare di concentrarti sul tuo respiro mentre entra e esce. Se la tua attenzione va altrove, riportala al tuo respiro. Trovo che funzioni meglio se hai un cuscino su cui sederti, oppure puoi provare seduto su una sedia. Puoi anche farlo sdraiato, ma fai attenzione a non addormentarti.

Imposta un piccolo timer, io ad esempio preferisco usare un timer da cucina piuttosto che il mio telefono solo perché medito al buio e il telefono emana troppa luce. Quando il timer suona, rilassati. Ora, in questo momento di rilassamento, pensa a tutte le piccole vite animali che hai aiutato diventando vegano. Pensa a quanto è bello il tuo corpo e come stai davvero facendo un cambiamento in te stesso.

Se lo fai quotidianamente e ti impegni a farlo, inizierai davvero a sentirti straordinario ogni giorno. Consiglio di farlo allo stesso tempo, al mattino o prima di andare a letto.

Per renderlo un'abitudine solida, un trucco davvero buono è associarlo con un'abitudine che hai già, quindi forse dopo esserti lavato i denti, medita per dieci minuti e poi ricompensa te stesso.

La ricompensa può essere qualsiasi cosa, ero solito premiare me stesso con il gelato vegano, ma la cosa potrebbe facilmente sfuggire di mano, così ora invece mi faccio una gustosa insalata.

In che modo il cibo vegano può tonificare i muscoli e darti un corpo snello, più sano

Un sacco di proteine vegane possono ridurre il rischio di malattie cardiovascolari, attraverso il miglioramento del colesterolo e dei profili di pressione sanguigna. Secondo il dottor Bahee Van de Bor, la maggior parte dei mangiatori di carne ha un più alto tasso di assunzione di grassi saturi, aumentando così le loro possibilità di sviluppare malattie cardiovascolari.

Si dice anche che i vegani abbiano un BMI inferiore rispetto ai non vegani; riducendo così il rischio di diabete. Questo è un ottimo modo di vivere per le persone che desiderano perdere peso mantenendo uno stile di vita sano.

Ma bisogna fare attenzione nel perseguire la perdita di peso vegana, perché se i pasti vegani contengono troppo cibo amidaceo, potrebbe farti guadagnare più peso. Equilibra i tuoi pasti vegani per un corpo sano.

Come risultato dell'elevata e varia assunzione di frutta e verdura fresca da parte dei vegani, tendono ad avere una pelle più fresca e più sana rispetto alla media non vegana. Frutta e verdura sono ricchi di antiossidanti e vitamine essenziali che sono la base per una pelle bella e sana. La vitamina E e C aiuta a neutralizzare i radicali dannosi per la pelle e combatte le macchie e le rughe. Lo zinco, che si trova nei fagioli (un ingrediente importante nella maggior parte delle diete vegane) è stato scoperto di avere la capacità di combattere l'acne, ridurre l'infiammazione e prevenire i brufoli.

I vegani hanno una buona fonte di vitamina D, che include grassi fortificati, bevande di soia non zuccherate e esposizione alla luce solare estiva. Questa vitamina è responsabile per la tonificazione dei muscoli, dei denti e delle ossa e anche per mantenerli sani.

La vitamina B12, che è inclusa in diversi pasti vegani come l'estratto di lievito, bevande di soia non zuccherate e cereali per la colazione, aiuta a mantenere un corpo più sano e un sistema nervoso più sano. Le diete vegane diminuiscono anche il rischio di consumare grassi potenzialmente dannosi dagli animali, poiché i grassi animali sono collegati a molte malattie; che vanno dal cancro al diabete. La dieta vegana riduce anche il tasso di mortalità del due percento, poiché il rischio di morte è aumentato da un apporto calorico elevato di proteine animali. In altre parole, la dieta vegana ti aiuta a vivere più a lungo. Stupefacente!

Come essere vegano può aiutarti a perdere peso.

Il consiglio tipico per la perdita di peso è quello di mangiare di meno e fare più esercizio fisico. Anche se questo è vero, mi sembra che non sia abbastanza specifico ai giorni nostri. Quindi ecco: essenzialmente una dieta a base vegetale è molto meno densa di calorie di una dieta a base animale. Ciò significa che per grammo di cibo, consumerai meno calorie.

Considera ora se sostituisci tutti i pasti su base giornaliera con cibi vegani, e se quindi stai mangiando molto meno calorie del normale. Non solo, ma aumenterai il tuo tasso metabolico con tutto il cibo salutare che hai assunto.

Diventare vegani è quindi un modo sicuro per perdere peso e se continui così, puoi perdere molto peso in un breve periodo di tempo. Ti incoraggio a scaricare un'app chiamata MyFitnessPal, in cui è possibile monitorare le calorie e vedere quanto stai assorbendo e persino quanto stai bruciando. Puoi anche usarlo per trovare nuovi alimenti vegani e unirti alle comunità di cibo vegane, dove puoi chiedere tutte le tue domande relative ai vegani. Roba buona!

Può l'essere vegano aiutarti a prendere peso e muscoli?

Sì, quasi certamente. Consiglierei di leggere questo libro anche se vuoi perdere peso, dato che ti darà un'idea di quali cibi usare con moderazione. In questo caso, è fondamentale concentrarsi su cibi vegani ad alto contenuto calorico, ad esempio noci.

Le mandorle e gli anacardi in particolare sono ricchi di grassi sani e possono aiutarti a mettere peso. Un mix di nocciole è una buona varietà da considerare se ti annoi a mangiare gli anacardi tutto il giorno, cosa di cui sono certamente colpevole poiché sono così gustosi.

Gli oli vegetali sono anche molto ricchi di calorie. L'olio di canola e di cocco sta spingendo 900 calorie per cento grammi, che può essere un incredibile strumento per guadagnare peso combinato con un'insalata o se usato con parsimonia.

Inoltre, gli avocado hanno fino a 320 calorie e possono essere utilizzati in sandwich, mangiati con cracker o da soli.

In che modo essere vegani influisce sul tuo stato d'animo e migliora enormemente la salute mentale.

Molte persone hanno affermato di essere più felici dopo aver adottato lo stile di vita vegano. In primo luogo, c'è la soddisfazione che deriva dal sapere che sei riuscito a proteggere i diritti e la libertà degli animali, e per questo gli animali stanno subendo meno sofferenze di giorno in giorno.

Poi c'è il beneficio di uno stile di vita più sano che porta a un corpo e un sistema immunitario più sani, una pelle dall'aspetto sorprendente, muscoli tonici e ossa più forti. La dieta vegana consente anche l'esplorazione di altri piatti che di solito non avresti provato se fossi stato un non-vegano.

Lo stile di vita vegano riduce il tasso di mortalità e riduce il rischio di avere malattie cardiache o alcune forme di cancro che possono essere causate dal consumo di prodotti animali. L'essere vegano nel suo insieme è riuscito a trasformare un sacco di persone in uomini migliori; empatico e gentile verso non solo gli animali, ma anche verso le persone.

Salvare gli altri ti rende più felice con te stesso e con quelli che ti circondano. E questo è solo un motivo sufficiente per diventare vegani. La cosa sorprendente di diventare vegani è che non ci sono costi per prendere la decisione di assumere lo stile di vita, ma il valore che si ottiene dall'essere vegani è infinito. Per la maggior parte delle persone, la dieta vegana è diventata l'unico modo di vivere e il modo migliore in cui sanno come vivere.

Salvare gli animali oggi scegliendo di essere vegano come stile di vita, mentre allo stesso tempo avvantaggia il tuo corpo e la tua comunità.

Nota dell'autore: Ehi, spero davvero che ti stia godendo il libro finora. Se è così, assicurati di lasciare una recensione onesta su Amazon. Significherebbe molto per me e mi aiuterà a scrivere libri ancora migliori in futuro.

Capitolo 3 – Ricette vegane che ti lasceranno a bocca aperta
I piatti vegani più deliziosi e veloci

Scegliere cosa fare con i tuoi ingredienti vegani non è così difficile come pensi. Ci sono un sacco di ricette facili e deliziose che possono essere fatte con i tuoi ingredienti vegani. Non dovrai ripetere i pasti di nuovo se ne conosci qualcuno, ricorda, si tratta di pratica. Più ricette impari, più varia sarà la tua cucina vegana.

Lenticchie speziateal curry

Questo piatto non è solo delizioso, ma è pieno di spezie e verdure che potrebbero servire come piatto straordinario in una giornata fredda.

Ingredienti necessari:

1 lattina di concentrato di pomodoro.

2 spicchi d'aglio

3 barattoli di cavolfiori.

1 lattina di piselli surgelati

Riso basmati (cotto).

Una lattina da tre quarti di pistacchi tritati, sgusciati e non salati.

Pepe nero.

Sale.

2 cucchiaini di cumino macinato.

2 scalogni medi.

1 pezzo di peperoncino jalapeno.

2 cucchiaini di coriandolo macinato.

1 cucchiaio di succo di lime appena spremuto.

1 lattina di latte di cocco.

1 lattina e mezzo di lenticchie.

4 fette di zenzero fresco sbucciato.

2 barattoli di brodo vegetale.

Metodo di preparazione:

1. Il primo passo consiste nel versare tutto il cumino, il peperoncino jalapeno, il coriandolo, il concentrato di pomodoro, il sale, il pepe nero, lo zenzero, l'aglio e lo scalogno in un robot da cucina. Quindi, miscela fino a quando non diventa liscia, prima di trasferire gli ingredienti in una ciotola da 7 o 8 litri.

2. Il latte di cocco, le lenticchie, una tazza di acqua e un brodo vegetale devono essere aggiunti alla stessa miscela, con il cavolfiore in cima. La miscela deve essere lasciata cuocere ad alta temperatura per

circa cinque ore fino a quando le lenticchie diventano morbide.

3. Mentre la miscela è ancora in cottura, aggiungere i piselli, il succo di lime e il sale. Servire con il riso cotto Basmati e guarnire con pistacchi.

Insalata di avocado, barbabietola e funghi

Non c'è niente di più sano di un'insalata. È piena di innumerevoli vitamine e minerali ed è facile da preparare. L'insalata di avocado, barbabietola e funghi è un pasto perfetto da preparare qualsiasi giorno!
Ingredienti necessari:
2 avocado maturi.
3 cucchiai di olio d'oliva.
Un quarto di lattina di succo di limone.
150 grammidi cavoletti.
230 grammi di barbabietola precotta tritata
4 cappucci medi di fungo.
2 fogli di pane non lievitato frantumato.
Metodo di preparazione:
1. Spruzza i cappucci dei funghi con uno spray da cucina antiaderente e aggiungi una spruzzata di sale su una grande teglia da forno.

2. Arrosta i cappucci a una temperatura di circa 450 gradi Fahrenheit (230 gradi Celsius), per circa 20 minuti o finché diventano teneri.

3. Sbatti il succo di limone con un cucchiaino di sale, olio d'oliva e un cucchiaino di pepe. Aggiungi il cavolo e la barbabietola.

4. Copri con capperi affettati di avocado, matzo e funghi.

5. Servi con il condimento rimanente sul contorno.

Zuppa di patate dolci

Questa può essere servita sia come una deliziosa zuppa e una salsa al curry quando è resa un po' più spessa con verdure fresche. Può essere servita con riso bianco o marrone.

Ingredienti necessari:

1 cipolla tagliata a dadini.

1 cucchiaino di sale.

1 litro di brodo vegano.

Succo di limone.

1 cucchiaio di curry vegano thailandese.

2 cucchiaini di olio vegetale.

400 ml di latte di cocco grasso ridotto (in scatola).

1 cucchiaio di zenzero fresco tritato finemente.

30 grammi di coriandolo fresco tritato finemente (come guarnizione).

Metodo di preparazione:

1. L'olio dovrebbe essere aggiunto in una casseruola grande e pesante e collocata su una stufa a fuoco medio-alto.

2. Aggiungi lo zenzero e la cipolla, quindi mescola per circa cinque minuti o finché gli ingredienti non diventano morbidi.

3. Aggiungi la pasta di curry e il sale e mescola per altri tre minuti.

4. Aggiungi il latte di cocco, la patata dolce e il brodo. Lascia bollire a fuoco basso per circa venti minuti (non coprire la padella).

5. Versa la zuppa in un frullatore o robot da cucina e frulla.

5. Metti la zuppa sul fuoco e lascia sobbollire.

6. Mescola nel succo di limone appena prima di servire.

7. Guarnisci con coriandolo e servi caldo.

Vellutata di carote e mandorle

Questo si sposa perfettamente con alcuni cracker o si può immergere in alcune patatine vegetali come spuntino veloce e delizioso.

Ingredienti necessari:

Sale e pepe o brodo vegetale a piacere.

140 grammi di carote.

140 grammi di mandorle.

Metodo di preparazione:

1. Taglia le carote a dadi. Raccoglile e mettile in una padella, e falle bollire finché non diventano morbidi.

2. Mescola le carote cotte in una ciotola, puoi utilizzare un mortaio e un pestello per questo.

3. Aggiungi le mandorle nella ciotola di purè di carote e mescola bene.

4. Aggiungi il brodo o sale e pepe a piacere.

5. Immergi la vellutata con i cracker e le patatine vegetali!

Tofu l curry

Ingredienti necessari:

1 cipolla

1 scatola di latte di cocco

3 cucchiaini di passata di pomodoro.

1 dado in mezzo bicchiere d'acqua.

250 grammi di tofu solido.

1 peperone rosso.

2 cucchiaini di curcuma.

2 cucchiaini di curry in polvere.

Metodo di preparazione:

1. Taglia le cipolle finemente. Quindi, friggili in una casseruola finché non diventano dorate.

2. Aggiungi il curry in polvere e la curcuma e mescola per circa tre minuti.

3. Taglia finemente le altre verdure. Quindi aggiungili alla padella.

4. Aggiungi il latte di cocco, il brodo e la passata di pomodoro.

5. Infine, aggiungi il tofu solido e fai cuocere a fuoco alto.

6. Servi quando tutte le verdure sono ben cotte e tenere.

Riso alla paprika

Se sei di fretta, questo è sicuramente il piatto per te (3-4 porzioni).

Ingredienti necessari:

2 cucchiai di olio.

1 cipolla

2 spicchi di aglio tritato finemente.

Una lattina di piselli surgelati.

170 grammi di riso bianco.

Una lattina di fagioli bianchi.

Una lattina di fagioli surgelati.

350 ml di acqua calda e un brodo di scorta.

Metodo di preparazione:

1. Trita le cipolle e aggiungi in una padella con olio, inizia a fuoco medio.

2. Aggiungi i fagioli, la paprika e l'aglio.

3. Aggiungi il riso e mescola finché l'olio non ricopre il riso.

4. Abbassa il fuoco, copri la padella e lasciala cuocere per 15 minuti.

5. Quando il riso diventa morbido e soffice, aggiungi i piselli e il mais e cuoci per altri 15 minuti.

6. Servi caldo.

Deliziosi dessert perfetti per i vegani.

Ci sono un sacco di deliziosi dessert che possono essere fatti con ingredienti vegani. Quindi, avere un debole per i dolci non sarà uno svantaggio per te. Fidati di me, puoi essere vegano e goderti la tua giusta dose di dolciumi.

I migliori Browniesvegani

Il cioccolato è un tesoro globale e i vegani non fanno eccezione. Il cacao in polvere è molto utile per questo dessert.

Ingredienti necessari:

20 grammi di polvere di cacao.

¾ di cucchiaini di lievito.

50 grammi di sciroppo d'oro.

120 grammi di latte di soia.

110 grammi di farina semplice.

10 grammi di cocco essiccato.

15 gocce di estratto di vaniglia.

80 grammi di zucchero di canna.

Metodo di preparazione:

1. Preriscalda il forno a 360 gradi F (180 gradi Celsius)

2. Setaccia la farina, il lievito e la polvere di cacao in una ciotola.

3. Aggiungi lo zucchero, lo sciroppo, il latte, la noce di cocco e la vaniglia in una grande ciotola e sbatti completamente.

4. Versa l'impasto in una teglia rotonda unta di circa 8 "(20 cm) di lunghezza.

5. Cuoci per venti minuti nel forno preriscaldato.

6. Ruota la padella a metà del tempo di cottura.

7. Fora i brownies con uno stuzzicadenti per controllare se sono finiti (se sono fatti, la scelta dei denti sarà secca).

Muffin ai frutti di bosco vegani

Questo dessert è assolutamente paradisiaco. Non è solo bello, ma ricco di bacche nutrienti per il gusto aggiunto.

Ingredienti necessari:

1 tazza e ¾ di farina autoadescante.

Un cucchiaino di baccelli di vaniglia.

Una tazza di 2/4 di latte di soia.

Una tazza di frutti di bosco.

160 grammi di olio di cocco duro.

Tre tazze e ¾ di pasta.

Due uova di lino

Metodo di preparazione:

1. Prima di tutto, riscalda il forno a 360 gradi Fahrenheit (180 gradi Celsius).

2. Prepara una teglia per cupcake con 12 involucri per cupcake medi.

3. Utilizza una frusta elettrica in una ciotola di medie dimensioni e frulla l'olio di cocco fino a quando non diventa liscia.

4. Aggiungi il tuo incolla data e frusta a fondo per circa due minuti.

5. Mescola i baccelli di vaniglia e le uova di lino fino a ottenere un impasto omogeneo.

6. Aggiungi la farina e il latte di soia alla miscela e piegala nella miscela.

7. Versalo negli involucri della torta della tazza.

8. Cuoci per circa venticinque minuti fino a quando i cupcakes non sono sodi e si sono lievitati bene.

9. Servili. Puoi ghiacciarli prima di servire, se lo desideri.

Torta al limone

Questa torta è nutriente, deliziosa e ha un gusto e un odore buoni che permangono anche dopo aver finito di mangiare tutto.

Ingredienti necessari:

200 grammi di zucchero.

Mezzo cucchiaino di gomma di xantano.

30 grammi di farina di soia.

250 grammi di margarina vegana.

150 grammi di farina semplice.

15 grammi di lievito.

2 cucchiaini di zucchero vanigliato.

200 ml di acqua calda mescolata con i succhi di due limoni.

100 grammi di farina di mais.

50 grammi di mandorle

Scorza finemente grattugiata di 2 limoni (usa quelli di prima).

Metodo di preparazione:

1. Preriscalda il forno a 340 gradi Fahrenheit (170 gradi Celsius)

2. Fodera una tortiera di circa 12 "(30 cm) e ungila leggermente.

3. Versa la farina di soia, lo zucchero, lo zucchero vanigliato, la margarina vegana e la gomma xantana in una grande ciotola.

4. Mescola gli ingredienti a bassa velocità in modo da poter controllare la consistenza della miscela.

5. Versa il succo di limone con l'acqua calda per un totale di 200 ml.

6. Mescola il liquido con la miscela a una velocità media di circa 3 o 4 minuti.

7. Setaccia la farina di mais con la farina e il lievito nella miscela e piegare con una spatola.

8. Versa il tutto nella tortiera e cuoci per circa 60-75 minuti.

Follow Up: Glassa per la torta al limone - Ingredienti necessari:

3 cucchiai di succo di limone.

150 grammi di zucchero a velo

2 cucchiaini di scorza di limone.

Metodo di preparazione:

1. Mescola tutti gli ingredienti e spalmali sulla torta al limone.

Capitolo 4 - Ricette vegane per bambini e neonati

I bambini allevati vegani possono ottenere i nutrienti necessari con i piatti giusti. Ci sono molti piatti vegani nutrienti e gustosi per i vostri bambini e i vostri neonati. Eccone alcuni:

Stufato di fagioli

Questa è un'incredibile fonte di proteine.

Ingredienti necessari:

1 carota a cubetti.

10 ml di lenticchie secche.

Una pastinaca a dadini.

Un mezzo cucchiaino di erbe miste.

15 grammi di farina.

Olio vegetale richiesto per friggere.

10 ml di passata di pomodoro.

Una piccola cipolla tritata finemente.

Mezzo litro di brodo vegetale.

75 grammi di fagioli secchi e piselli ammorbiditi durante la notte.

Metodo di preparazione:

1. Inizia leggermente friggendo le cipolle nell'olio vegetale.

2. Aggiungi tutti gli ingredienti rimanenti tranne la farina.

3. Lascia bollire e cuoci a fuoco lento per circa un'ora, in modo che le verdure possano cuocere correttamente.

4. Aggiungi un cucchiaio di acqua fredda alla farina e mescola delicatamente con la pasta.

5. Lascialo stufare e cuocere per qualche minuto finché non si addensa.

6. Aggiungi la purea o servila in questo modo se il bambino è ancora un neonato.

Dessert di tofu alla frutta

Il delizioso gusto alla frutta e panna è uno dei preferiti dei più piccoli. È facile da preparare e da mangiare.

Ingredienti necessari:

75 grammi di tofu di seta.

50 grammi di yogurt di soia vivo.

75 grammi di frutta secca mista.

Metodo di preparazione:

1. Cuoci i frutti secchi in poca acqua delicatamente fino a renderli morbidi.

2. Raffredda i frutti secchi per un breve periodo di tempo.

3. Aggiungi il tuo tofu di seta e lo yogurt ai frutti e frulla fino a ottenere un composto liscio e cremoso.

Fette biscottate

I bambini adorano assolutamente masticarli, specialmente quando iniziano i dentini. Questo piatto è adatto per bambini che hanno 10 mesi o più.

Ingredienti richiesti:

Una fetta spessa da una pagnotta di pane integrale (si consiglia il pane di ezekiel).

Metodo di preparazione:

1. Taglia il pane a strisce spesse.

2. Metti il pane tagliato su una teglia.

3. Cuoci per circa 15 minuti a una temperatura di 350 gradi.

4: Rimuovi e servi ai tuoi bambini.

Gelatina di frutta normale

Questo piccolo tesoro è perfetto da regalare a tuo figlio come un pasto da asporto, soprattutto da portare a una festa con altri bambini.

Ingredienti richiesti:

2 cucchiaini colmi di polvere di agar-agar.

Crema di soia

Da 500 ml a 750 ml di succo di frutta dolce (può essere qualsiasi frutto di vostra scelta).

Metodo di preparazione:

1. Riscalda il tuo succo di frutta finché non bolle.

2. Aggiungi la polvere di agar-agar e lascialo cuocere per circa 2 o 3 minuti.

3. Versalo in un tumulo di gelatina e lascialo riposare in frigorifero durante la notte.

4. Servi con la crema di soia.

Muesli per bambini

Questa è una colazione perfetta per il tuo bambino in crescita.

Ingredienti necessari:

5 pezzi di albicocca secca (fai bollire in acqua fino a quando non si ammorbidisce).

150 ml di latte di soia fortificato.

1 pera (sbucciata e tritata).

15 grammi di avena.

Metodo di preparazione:

1. Metti l'avena e il latte di soia in una casseruola.

2. Lascia sobbollire gli ingredienti per circa due o tre minuti, fino a quando la miscela si addensa.

3. Raffreddalo un po'dopo averlo rimosso dal fuoco.

4. Aggiungi le albicocche cotte e i pezzi di pera e frulla fino a renderla liscia e cremosa.

Minestrone

Dovrebbe essere reso buono e spesso. È adatto a bambini di età pari o superiore a 10 mesi.
Ingredienti richiesti:
1 litro di brodo vegetale.
Una carota media
Mezzo gambo di sedano.
Una patata media.
Spicchiod'aglio mezzo schiacciato.
Olio vegetale.
Una cipolla piccola tritata.
Una piccola scatola di fagioli.

75 grammi di forme di pasta secca.

Pomodori di lolla tagliati a metà grandi.

50 grammi di piselli.

50 grammi di cavolo tritato finemente.

Metodo di preparazione:

1. Friggi la cipolla, l'aglio e il sedano in una padella con l'olio vegetale.

2. Aggiungi gli altri ingredienti eccetto la pasta e fai sobbollire per circa venti minuti.

3. Aggiungi la tua pasta e fai sobbollire ancora per circa dieci minuti. Fatto.

Capitolo 5: I sandwiches& insalate vegane più incredibili.

Se, come me, vivi uno stile di vita frenetico, questi panini e snack vegani saranno assolutamente l'ideale per te. Assicurati di scegliere il tipo giusto di pane, ti consiglio il pane ezekiel o il pane a lievitazione naturale. Questi pani non sono solo gustosi, ma ricchi di proteine. In alcune ricette raccomando i tipi di pane che mi piacciono, in questo caso puoi sostituirli con il tuo pane preferito. Consiglierei di provare alcune delle seguenti ricette e vedere quali funzionano per te.

Bloody Mary

Questa è una combinazione piacevole e facile di pepe nero, pasta di pomodoro essiccata al sole, pomodori e sale su una ciabatta alle olive. Yummy!

Ingredienti necessari:

Pepe nero

Passata di pomodoro essiccata al sole

Pomodori

Sale

Pane alle olive

Metodo di preparazione:

1: Basta tagliare i pomodori in fette abbastanza spesse.

2: Applicala pasta di pomodoro essiccata al sole sul pane alle olive.

3: Disponi i pomodori sulla pasta essiccata al sole, cospargi di sale e pepe nero.

4: Taglia a metà e divertiti!

Voglia di ceci

Questo gustoso piatto a base di ceci richiede meno di 15 minuti di preparazione, ma ha un sapore che ti lascerà il desiderio di volerne di più per ore. La parte migliore è che non c'è nessun pulcino coinvolto.

Ingredienti necessari:

1-2 tazze di ceci

Cucchiaino di succo di limone

1 pomodoro

Cumino

Tahini

Metodo di preparazione:

1: Taglia semplicemente il pomodoro, questa volta in fette piuttosto sottili.

2: Prendi una ciotola grande e mescola i ceci con il succo di limone.

3: Quando i ceci sono adeguatamente coperti aggiungi il cumino e il tahin.

4: Può essere servito con riso o usato come delizioso ripieno per il sandwich.

Ciocco-dipendente

Questo è per i vegani amanti del cioccolato. Metterei il gusto di questo da qualche parte nella scala dell'incredibile Paradiso vegano. È fatto semplicemente di cioccolato spalmabile, nocciola e banane. Il gusto celestiale ti farà sicuramente avere più voglia di mangiarlo.

Ingredienti necessari:

Crema di cioccolato vegano

Sciroppo di limone

Una banana

Fragole (facoltativo)

Metodo di preparazione:

1: Affetta la tua banana assicurandoti che sia adeguatamente maturo.

2: Spalma il cioccolato sul fondo del sandwich, assicurandoti di non metterne troppo.

3: Metti le banane sopra la crema di cioccolato e aggiungi il tuo sciroppo al limone. Puoi anche aggiungere fragole se ti piace combinare questi sapori.

4: Gustatelo!

Groovegreco

Questo panino ha il gusto autentico della Grecia, non avrai bisogno nemmeno di viaggiare! È facile da preparare e delizioso e ti farà sentire come se avessi trascorso una serata sotto il sole greco che si affaccia su una spiaggia incontaminata.

Ingredienti necessari:

Formaggio greco vegano

Basilico fresco

Un pomodoro

Olio d'oliva

Una cipolla rossa

Certamente, olive.

Metodo di preparazione:

1: Taglia la feta vegana in modo da avere dei piccoli cubetti di sapore.

2: Taglia il pomodoro a fette spesse e prepara una quantità di basilico che preferisci.

3: Prepara anche la tua cipolla rossa. Anche qui fai fette abbastanza spesse per un massimo sapore.

4: Puoi tagliare le tue olive a pezzi, se le hai comprate con il nocciòlo mi raccomando di denocciolarli. Altrimenti, puoi semplicemente usare le tue olive intere.

5: Riempila base del panino con i pomodori a fette, metti la feta in cima. Prosegui con la cipolla rossa e le olive, guarnisci con basilico e cospargi con un po'di olio d'oliva.

Anatra finta

Se desideri una cucina orientale, questo sandwich ti soddisferà. Questo è sicuramente uno dei piatti vegani più esotici che ho preparato ed è certamente esotico anche nel suo gusto.

Questo delizioso pasto con un nome davvero strano è composto da salsa di fagioli, cipollotti, salsa di fagioli neri, germogli di soia e foglie cinesi triturate. È sicuramente un nome e un gusto da ricordare.

Ingredienti necessari:

Una cipolla

Salsa di fagioli neri

Germogli di fagiolo

Foglie cinesi tagliuzzate

Metodo di preparazione:

1: Prepara la cipollina, lavandola prima di tagliarla.

2: Riempi la base del sandwich con i germogli di fagioli preparati.

3: Posiziona le fette di cipolla in cima con le foglie cinesi triturati.

4: Copri con salsa di fagioli neri a piacere.

Pizza vegana

Beh, chi non ama la pizza? Il piatto è altrettanto promettente come il suo nome. Sai cosa c'è di meglio della pizza normale? Pizza vegana. Devo dire altro?
Ingredienti necessari:
Passata di pomodoro essiccata
Salame vegano
Un peperone rosso
Origano
Una cipolla
Formaggio Vegano senza latte (opzionale)

Metodo di preparazione:

1: Riempi la base del tuo sandwich con la pasta di pomodoro essiccata.

2: Lo strato successivo è il tuo salame vegano, aggiungine quanto vuoi.

3: Taglia il peperoncino e la cipolla e posizionali sui peperoni.

4: Copri con origano a piacere.

5: Come step facoltativo, puoi aggiungere anche il tuo formaggio vegano preferito.

6: Consiglierei di tostare questo panino particolare per ottenere il massimo sapore.

Indiano illustre

Un autentico sapore dell'India. Questo è un piatto facile e veloce da preparare se acquisti in anticipo il bhaji di cipolla, ma puoi anche farlo da solo. Questo piatto è abbastanza facile da preparare e contiene bhaji di cipolla con salsa tahini e insalata in pane pitta.

Ingredienti necessari:

Cipolla bhaji

Salsa tahina

Pane pitta

Insalata

Metodo di preparazione:

1: Metti il tuo bhaji di cipolla all'interno del tuo pane pitta, facendo attenzione a non dividere il pane. Consiglio di tagliare la cipolla bhaji in anticipo.

2: Aggiungi la tua insalata e poi la salsa tahini.

Arachidi dolci

Quasi certamente un sogno diventato realtà per tutti gli amanti delle noccioline. Questa deliziosa combinazione di burro di arachidi, uvetta, cannella e carote offre lo snack perfetto per ogni occasione.

Ingredienti necessari:

Burro di arachidi

Uvetta della California

Cannella

Carote a cubetti

Metodo di preparazione:

1: Consiglierei di usare il pane integrale per questo. Basta usare il burro di arachidi come base, con le carote a strati in cima.

2: Scospargi l'uvetta sul fondo di carota e guarnisci con una quantità molto leggera ma significativa di cannella.

WeeWillieWinkie

Okay, sono onesto. È un hot dog vegano, ma con una leggera svolta. Provalo tu stesso e scommetto che è più delizioso di qualsiasi hot dog normale che tu abbia mai provato. Puoi renderlo caldo o freddo, ma lo consiglio caldamente.

Ingredienti necessari:

Panino con salsiccia vegana

Salsicce vegane

Fagioli neri

Lattuga

Salsa HP

Metodo di preparazione:

1: Fodera il panino con salsiccia vegana con i fagioli neri essiccati.

2: Riempi la zona rimanente con lattuga, ma non troppa. Lascia spazio per la salsiccia vegana.

3: Metti la salsiccia vegana calda dal forno (fatta in casa) o fredda sopra il letto di lattuga fatto per esso.

4: Copri con salsa HP o una salsa vegana a scelta.

5: Goditi il tuo delizioso sostituto hot dog.

Bolle e scricchiolii

Questo è uno dei panini più interessanti che abbia mai mangiato. Con un mix di sapori, è sicuramente un'esperienza culinaria che ti tiene in forma.

Ingredienti richiesti:

Patate al forno tagliuzzate

Maionese vegana

Cavolo e cipolle verdi sminuzzate leggermente saltate

Semi di sesamo tostati

Sale marino

Pepe nero

Metodo di preparazione:

1: Il primo strato del tuo sandwich coinvolgerà la patata al forno sminuzzata. Ricorda, dovrebbe essere tritata finemente, in modo che ci sia spazio per gli altri ingredienti.

2: Prosegui con cavolo verde e cipolle sminuzzate, quindi cospargi di semi di sesamo tostati.

3: Copri con la quantità desiderata di maionese vegana.

4: Sale marino e pepe nero a piacere.

Sorpresa Cenerentola

Trova la tua scarpetta di cristallo con questo mix tropicale vegano. il gusto di questo sandwich ti farà vivere la tua personale favola vegana.

Ingredienti necessari:

Zucca tostata

Peperoncino

Semi di coriandolo

Uva passa

Peperoncini

Carote gratinate

Cipolle rosse

Scorza d'arancia

Metodo di preparazione:

1: La tua zucca tostata sarà la base del tuo sandwich, seguita dai tuoi peperoni rossi e cipolle rosse.

2: L'altro strato consiste nelle tue carote grattugiate e la tua buccia d'arancia

3: Completa con uvetta e semi di coriandolo, cospargendo alcuni peperoncini se sei un fan delle spezie.

4: Goditi questo delizioso sandwich, uscito da una favola.

Cocktail Cob

Questo è ciò che il grano dovrebbe essere. L'ultima esperienza di mais vegano è proprio qui. Un delizioso mix di tofu e un condimento per cocktail di gamberi vegani.

Ingredienti richiesti:

Barattolo di mais dolce

Strisce di tofu affumicato

Lattuga

Fiocchi nori

Una salsa da cocktail di gamberi, composta da:

Succo di limone

sale

Salsa di pomodoro

Mostarda

Mayonese vegana

1: Mescola il condimento in una grande ciotola fino a quando la sua consistenza è abbastanza spessa.

2: Riempi il tuo sandwich con le strisce di tofu affumicate e copri con mais dolce.

3: Metti la tua lattuga in cima e spruzza i nori in cima.

4: Copri con il condimento fatto in casa con cocktail di gamberetti vegani.

Insalata senza uova

L'insalata è la quintessenza del piatto vegano, tuttavia questa insalata ha un tocco in più. Usando la cipollina con un mix di maionese vegana, mais dolce e crescione, questo è un gusto da ricordare senza bisogno di uova.

Ingredienti necessari:

Cipollotto tagliato a dadini

Tofu strapazzato fatto in casa

Mais dolce

Crescione tagliuzzato

Maionese vegana

1: Basta acquisire una grande ciotola e posizionare prima il crescione tagliuzzato, la cipolla dolce e il tofu strapazzato. Mescola leggermente

2: Aggiungi il mais dolce e la mayonese vegana a piacere.

3: Un condimento per insalata vegano a tua scelta in questa situazione è la ciliegina metaforica sulla torta.

4: Questo può essere usato come farcimento per sandwich, se lo desideri.

Korma(cucina indiana)

Questo sandwich è piuttosto l'ottovolante. Qualcuno potrebbe inizialmente essere diffidente, ma se lo fai, le tue papille gustative ti benediranno dopo.

Ingredienti necessari:

Lattuga croccante

Tofu affumicato fatto in casa o sostituto di pollo vegano

Maionese al curry vegano

1: Usa il tuo pollo vegano o il tofu affumicato fatto in casa come base del panino.

2: Sminuzza la tua lattuga croccante, guarnisci gli altri ingredienti e finisci con la maionese vegana al curry.

Moussaka–mi dolcemente

Un piatto vegano creativo e mediterraneo.
Ingredienti necessari:
Formaggio vegano
Noce moscata
Melanzana arrostita
Passata di pomodoro essiccata

Aglio

Patata alla crema

Metodo di preparazione:

1: La base sandwich consisterà nella pasta di pomodori secchi sormontata dalla melanzana tostata.

2: aggiungi la tua crema di patate e noce moscata come secondo strato.

3: Grattugia il tuo formaggio vegano e aggiungi l'aglio a piacere.

Che? Quesadilla?

Questa meraviglia messicana senza carne è quasi certa di farti perdere la testa. Esatto, una quesadilla completamente vegana.

Ingredienti necessari:

Due tortillas

Formaggio vegano a fette sottili

Pomodori a fettesottili

Insalata a scelta

1: Prendi le tue due tortillas e metti tra loro il formaggio e i pomodori vegani tagliati a fette sottili.

2: Tosta il panino su entrambi i lati di una padella asciutta.

3: Taglia il panino in quarti e servi con un'insalata a tua scelta.

4: Goditi la consistenza del formaggio fuso e del pomodoro morbido in questa deliziosa quesadilla vegana.

Conclusioni

Grazie ancora per aver scaricato questo libro!

Spero che questo libro sia stato in grado di aiutarti nel tuo viaggio con la dieta vegana!

Il prossimo passo è di agire su tutti i passaggi di questo libro! Condividi questo libro con tutti i tuoi amici e familiari se lo hai trovato utile, acceleriamo la rivoluzione vegana!

Parte 2

Introduzione

Questo libro è per tutti coloro che hanno deciso di trarre beneficio, a livello di salute ed energia, da una dieta vegana. Al giorno d'oggi, abbiamo sufficienti prove scientifiche, empiriche e d'evidenza indiscutibile – per non parlare di tutti gli aneddoti di persone che hanno beneficiato di questo stile di vita – per dimostrare che seguire una dieta a base vegetale, ci fa bene.

"Going Vegan", non tratta di adottare una tra le centinaia di diete che ogni giorno spuntano fuori. Esso si occupa della tendenza propria del ventunesimo secolo, di renderci responsabili della nostra salute, della nostra vitalità, dei nostri livelli di energia e, più in generale, del nostro benessere. Si tratta semplicemente di fare un passo indietro, verso il nostro stato naturale, e scegliere cibi vivi e nutrienti, proprio come Madre Natura ce li ha forniti.

Puoi ricostruire la tua salute e il tuo benessere praticamente del tutto attraverso il cibo. Non me lo sto inventando. Non sto solamente condividendo con voi un'esperienza personale. Le comunità medico-scientifiche hanno studiato per decenni gli effetti di frutta, verdura, noci e semi consumati freschi e interi, sul nostro corpo. Le industrie agroalimentari non vogliono farci conoscere i benefici degli alimenti crudi e al naturale, perché la loro paga deriva da quelli processati! D'altra parte però, sempre più medici stanno informando i propri pazienti rendendoli consapevoli di come un'alimentazione vegetale possa migliorare da più punti di vista il loro stato di salute.

Se stai leggendo questo libro, hai senz'altro già deciso di passare a questo tipo di stile di vita, basandoti su qualche tua ricerca personale —o grazie a un dottore che ti ha spronato a cominciare questo percorso. Ad ogni modo, io ti darò tutte le linee guida di cui hai bisogno per iniziare questo cammino che ti porterà a ottenere un buona salute e vitalità, incrementando il consumo di cibi vegetali.

Se sei come me, seguendo questo programma in poche settimane, avrai energia da vendere, come mai ne hai avuta prima! Perderai alcuni chili… o addirittura molti. I tuoi valori ematici miglioreranno, e magari insieme al tuo medico, capirai che alcunidei farmaci che assumi, non saranno più necessari. Forse sarai spinto a uscire di più e a fare un po' più esercizio del solito… o forse lo farai per la prima volta.

La scienza parla chiaro. Le esperienze a lieto fine aumentano sempre di più. La guarigione che spesso le persone riscontrano è innegabile. Diventare vegani è un bene per la tua salute, per le tue energie e soprattutto per la tua felicità. Felicità? Sì, ti garantisco che quando (e NON se) comincerai a curare la tua salute con cibo fresco e delizioso, ne sarai sicuramente felice!

Capitolo 1: Perché vegan?

Quindi, cosa significa essere vegetariani o vegani?
Sfortunatamente, se cerchi una definizione di vegetariano o vegano, noterai che non tutti concordano su un'opinione comune. Cerchiamo di semplificarlo al meglio, in vista dei nostri obiettivi:
La parola "veg" richiama ovviamente la vegetazione, le piante. Un vegetariano si nutre principalmente, ma non interamente, di cibo vegetale. Un vegetariano potrebbe consumare prodotti derivati dal latte, uova e, in qualche caso, pesce. Ecco perché la maggior parte del loro apporto calorico deriva maggiormente dagli alimenti vegetali.
Un vegano riceve nutrimento solo e soltanto dal cibo vegetale. Un vegano non mangerà mai cibo di origine animale. Mai domandare a un vegano se mangia pesce o uova! Il pesce è un animale; le uova derivano da animali e diventeranno esseri viventi. La panna acida è un latticino, e

tutti i latticini derivano dagli animali, chiaro?

Vegetariani e vegani hanno in comune molti piatti a base vegetale, e magari alcuni le consumano in versione cruda, scherzosamente chiamati "vegani scotti".

Chi aderisce strettamente a uno stile di vita completamente vegano, o vegano crudista, evita anche di mangiare cibi raffinati o processati.

Ora tocca a te:

Non starò ad elencarti tutti i benefici di uno stile di vita vegano, perché, se stai leggendo questo libro, probabilmente hai già scoperto come ciò potrebbe esserti d'aiuto. Il mio scopo è quello di agevolarti nella preparazione e nel consumo dei pasti durante i primi tempi.

Perché stai diventando vegano? La risposta è molto importante – qualunque essa sia.

Cambiare il proprio stile di vita è dura, e lo è ancora di più quando comporta cambiamenti nelle tue scelte alimentari o nelle tue abitudini culinarie. Appunto per questo, è fondamentale che tu sia motivato da te stesso (e non da una qualsiasi altra persona), o rischi di tornare alle tue vecchie abitudini. Quindi, adesso siediti, e chiediti perché hai scelto di mettere in pratica questo cambiamento. O – perché devimetterlo in pratica. Scrivi tutte le ragioni che ti vengono in mente.

La maggior parte della gente è attaccata come colla alle proprie scelte e abitudini alimentari, e non a causa di allergie che li portano ad evitare alcuni cibi! Bensì, spesso il problema è che il cibo non risulta gradevole all'individuo, o comunque percepisce il gusto come diverso da quelli a cui è abituato. Alcuni di noi adorano il cibo piccante, altri invece preferiscono quello dolce, e così via.

E' inoltre possibile che alcune scelte alimentari derivino da cause che l'individuo stesso non riesce a individuare, poiché magari sono il risultato di abitudini instauratesi durante l'infanzia. E' una cosa molto comune. Se al giorno d'oggi non sei vegano, devi affrontare il fatto che tutti questi cambiamenti aumenteranno la tua resistenza!

Qualche suggerimento per combattere la resistenza:

Già, resistere al cambiamento è umano, perciò hai bisogno di alcune strategie per raggirare le tipiche tentazioni che possono incombere, come quella vocina nella testa che ti spinge ad abbuffarti di patatine o ad alzare la cornetta e ordinare hamburger e patatine fritte.

#1: Questa è la cosa più importante alla quale prestare attenzione! Si applica in generale al cibo vegano, sia crudo che cotto. Abbi cura di avere la tua credenza e il tuo frigo sempre colmo di cibo sano pronto per essere mangiato, come frutta e verdura fresche o noci.

Assicurati sempre di avere una scorta sufficiente di cibo sano a portata di mano, come mele o pere già lavate dentro a un contenitore, banane da poter portare in borsa o nello zaino.

La frutta ha abbastanza calorie da permetterti di andare avanti per ore, se ne consumi una quantità adeguata.

- Porta sempre con te della frutta secca, che puoi conservare dentro a delle piccole buste o borsette. A me piace fingere che la frutta secca sia una gomma da masticare: la mastico continuamente in modo da ricavarne tutte le sostanze, prima che si sciolga in bocca. L'elevato apporto calorico della frutta secca ti fornisce energia per ore, e proprio per questo per questo motivo preferisco consumarle durante le prime ore del mattino.

- Durante la stagione estiva, i pomodori, di qualsiasi tipo essi siano, sono molto efficienti per spegnere la sete fra un pasto e l'altro. Qualche pezzo di carota e sedano prelavati consumati come snack, sono una buona soluzione per mantenersi idratati e sazi (a causa delle fibre che contengono) fino al momento di sedersi a tavola e consumare un pasto intero.

#2 Stila un piano alimentare per l'intera settimana. Cerca di averne uno anche per gli eventi sociali fuori casa. Anche in questo caso, ciò si applica sia al cibo vegano crudo, che a quello cotto.

Avere un programma alimentare per la settimana, comporta anche il fatto di avere una lista della spesa. Molti vegani che conoscono fanno la spessa minimo due volte a settimana – spesso dal mercato del contadino, ma sicuramente più spesso dal negozio di alimentari locale.

- Non lasciare che i tuoi ingredienti necessari per il tuo programma finiscano prima del dovuto! Quando so che posso fare la spesa due o anche tre volte a settimana, ho ancora ancora un'intera settimana di programma da cui prendere spunto. Tengo la lista della spesa nella mia borsa o nel mio portafoglio, in modo che quando arrivo al negozio so già cosa acquistare.

- La maggior parte delle persone conosce il suoi impegni con almeno una settimana d'anticipo. Capisco che ciò ci succeda almeno una volta ogni tanto! Ciò vale anche per quando hai un programma alimentare, anchequando non hai impegni sociali durante la settimana.

-E' compito tuo rendere tutto più facile per i tuoi amici – non il contrario! Non immaginate quante volte mi è capitato di essere invitata a cena a casa di amici e assistere alle tipiche discussioni sul "cosa dare da mangiare alla vegana crudista". In genere, quando arrivo mi faccio portare verso i loro scaffali e il loro frigorifero, e chiedo loro di farmi vedere la frutta e la verdura che hanno. Quindi dico loro quello che posso mangiare, così spesso succede che qualcuno di loro si calma, mentre altri continuano a scervellarsi sul come cucinare ciò che ho scelto. Quando poi rispondo semplicemente dicendo "lavale e mettile su un piatto", finisce che si mettono a ridere. NON PREOCCUPATEVI PER LORO.

- Se un evento sociale si svolge in un ristorante che non è propriamente vegetariano o vegano, ricorda: è un ristorante. Questo significa che molto probabilmente la cucina è piena di frutta e verdura, anche se nel menù sono combinate con pesce, carne, formaggio e altri derivati del latte. Semplicemente, ordina un'insalata che le contenga, chiedendo di omettere formaggio grattugiato o fette di prosciutto. Ho lavorato in molti ristoranti e cucine, e so per certo che alcuni cuochi si divertono nel cimentarsi a creare piatti personalizzati. Detto ciò, non essere troppo rigido col cameriere, poiché lui non lavora nella cucina! Non essere quel tipo di cliente sgradevole che domanda di ogni singolo ingrediente presente nel piatto. Tesoro, il cameriere non lo sa! NON RENDERTI LA VITA DIFFICILE. Se dopo un pasto al ristorante hai ancora fame – vai a casa e mangia! Dov'è il problema?

Capitolo2: Cibo: sta distruggendo o sta aiutando la tua salute e i tuoi livelli di energia?

Se sei già sano mentalmente e fisicamente, mangiare cibo vegetale ti aiuterà a mantenerti tale. Se sei in salute, ma tendi ad acquistare o perdere peso facilmente, mangiare vegetale ti aiuterà a dimagrire fino al raggiungimento del tuo peso forma, e a mantenerlo in maniera salutare. Se ti è stata prescritta una terapia farmacologica per una patologia mentale, puoi far sì di averne bisogno in quantità minore aumentando l'apporto di micronutrienti crudi (conosciuti anche come nutrienti derivati da cibo crudo verde e altri tipi di frutta e verdura colorate). Se hai ricevuto una diagnosi di una qualsiasi patologia fisica, sappi che è stato dimostrato che una dieta vegetale aiuta a tornare a uno stato di salute e benessere. E, anche se non sono dottoressa di alcun titolo, le esperienze di successo che arrivano da molte persone che hanno potuto sostituire i loro medicinali con uno stile di vita vegano, sono troppo numerose per essere ignorate.

Magari hai ricevuto una brutta diagnosi e il tuo medico ti ha riferito che la situazione potrebbe ribaltarsi se solo cambiassi le tue abitudini alimentari. Per questa categoria, le diagnosi più comuni (solo le più comuni, non tutte), includono diabete, ipertensione e tutte le complicanze cardiovascolari che essa comporta, sovrappeso (di pochi o molti chili), livelli di colesterolo non nella norma e disordini gastrici e digestivi.

"Tutte queste complicanze si riducono drasticamente o addirittura

svaniscono, seguendo uno stile di vita vegano.

Questo è stato dimostrato, studiato e monitorato

volta dopo volta"

Parlando degli Stati Uniti D'America, la nostra industria agricola ha cominciato a produrre con molto successo, un sacco di cibo economico, già dalla Seconda Guerra Mondiale.

Ad ogni modo, le grandi società (di cui non farò i nomi, dato che ciò è il tema di un intero libro uscito da poco), hanno spinto le aziende a produrre i cosiddetti OGM (organismi geneticamente modificati), come i nostri "nuovi" semi che ci daranno i frutti. Le stesse, stanno tuttora producendo cibi che ci appaiono decisamente meno salutari rispetto a come Madre Natura ce li ha donati. Anche i produttori di OGM sono scontenti, dato che questi semi hanno un resa minore rispetto ai semi naturali, di conseguenza hanno un guadagno minore.

Sto dando per scontato che tu abbia già letto qualche dato che affermi la mia tesi, o che comunque tu sia già pronto a risolvere i tuoi problemi di salute diventando vegano.

"Cibi" che schiaffeggiano la salute:

Se hai intenzione di ricostruire la tua salute partendo da uno stile di vita vegano, vorrai sicuramente evitare OGM e alimenti raffinati e processati (e ai giorni nostri è veramente facile). Un buon modo per cominciare è smettere di mangiare tutti quei cibi che contengono farina o grano. Tra questi, prima di tutto troviamo qualsiasi sorta di alimento confezionato e processato – perché essi sono stati prodotti con derivati della farina o del grano, a dispetto di ciò che è riportato sull'etichetta. Negli Stati Uniti abbiamo sempre usato prodotti confezionati come snack, alimenti da colazione o contorni. Basta! Questi naturalmente contengono grano (anche nelle pannocchie di mais), come pure tutti i tipi di pasta e prodotti da forno. A parte per il grano al naturale, puoi facilmente notare che tutti i prodotti che contengono la farina, vengono lavorati industrialmente – e perciò, nonostante siano vegani (come abbiamo detto prima, vale sia per il cibo vegano crudo sia per quello cotto) saranno comunque da evitare!

Comincerai a prediligere il cibo crudo (preferibilmente biologico – se avrai la possibilità di procurartelo), compresi quindi frutta, verdura, frutta secca e semi. Ritengo che evitare i cibi processati sia importante per alcuni validi motivi:

1. Il cibi raffinati e processati includono zuccheri e dolcificanti di tutti i tipi (la maggior parte dei quali prodotti in fabbrica, piuttosto che da una pianta del tuo giardino, sia che arrivino in borse di carte come in pacchetti di carta o barattoli di liquido dolce). Mangerai più frutta, come non hai mai fatto prima, compresa frutta disidratata come datteri o albicocche disidratate, e userai la frutta anche per dolcificare altri piatti. Non avrai più bisogno nessun tipo di zucchero o dolcificante che riservi nella credenza. Infatti, non ne hai mai avuto bisogno – hanno solamente distrutto la tua salute!

2. Andando avanti con la lettura, noterai che nelle mie ricette non uso mai sale, neanche il sale marino "buono" e biologico. I cibi raffinati e processati non sono riempiti solamente con questi zuccheri di cui ho parlato, ma con varie forme di sale e sodio. Il tuo corpo non ha bisogno di questi ingredienti! Inoltre, sappi che tutte le piante crude, compresa la frutta, contengono sodio al naturale – sempre nella giusta quantità che può

permettere ai processi fisiologici del tuo corpo di trarne beneficio. Per di più, al nostro organismo non piacciono i tipi di sodio che si trovano nei cibi processati! I nostri corpi sono intossicati e malati, a causa del sodio col quale li abbiamo nutriti.

3. Nel momento in cui mangi in un ristorante, molti degli ingredienti che compongono il tuo pasto derivano da alimenti processati e confezionati che sono stati semplicemente riscaldi o presentati in maniera differente. Tutti questi cibi processati sono ad alto indice di sodio, zuccheri e… - diciamolo pure- grasso! Siamo stati addestrati come cavie da laboratorio a credere che tutti gli alimenti troppo salati, troppo dolcificati e troppo grassi o oleati, abbiano un gusto più gradevole. Il tuo corpo non la pensa così! Come vegano alle prime armi, imparerai quali cibi vegetali contengono grasso, in versione salutare per il proprio organismo. Da una parte non avrai il lasciapassare per mangiare tutti i cibi grassi, ma dall'altra imparerai come

includere nelle tue ricette i cosiddetti grassi buoni, in modo che nella tua dieta non manchino i grassi.

Tutti i prodotti che un vegano salutista evita:

Qui sotto troverai una lista di alimenti che, nonostante siano vegani, dovrai evitare di consumare. Se ne hai qualcuno di essi in cucina o in dispensa, prendili e donali alla banca del cibo più vicina – oppure a qualcuno che ne abbia veramente bisogno per via di problemi economici.

- Carne, pesce, uova, derivati del latte come creme e formaggio;

- Cibo in scatola (nonostante l'alta richiesta, sono piedi di sodio, agenti dolcificanti, grassi – o semplicemente privati del loro valore nutrizionale una volta riscaldati);

- Cibi processati congelati, come pasti interi surgelati, pizze, hamburger già fatti o succhi surgelati;

- Tutti i condimenti contenuti nella porta del tuo frigorifero, a eccezione delle olive e delle spezie che derivano dalle piante;

- La maggior parte dei condimenti nella tua credenza, specialmente se "misti" o miscelati, dei quali non possiamo controllare tutti gli ingredienti, o che contengono sale (tutte le bottigliette di spezie che hai posseduto per più di sei mesi – sì, sono "andati a male");
- Tutti i pasti confezionati, come ramen, patatine, snacks o barrette energetiche;
- Tutto il cibo in scatola, come i cereali, riso precotto, o fiocchi di patate, pangrattato e crostini;
- Farina e grano contenuti nei cibi processati;
- Agenti dolcificanti come miele, sciroppo d'agave, zucchero bianco o integrale, dolcificanti artificiali e così via, compresi quelli che aggiungi nel caffè o nel tè, come latte in polvere o panna;
- Soda e tuttele bibite in lattina o bottiglia (eccetto la bottiglietta d'acqua da portarsi via), compresi gli alcolici, a qualsiasi gradazione alcolica.

Prodotti vegani crudisti da evitare:

Per chi di voi sceglierà un'alimentazione vegana crudista, avrà un'ulteriore lista di ingredienti da evitare, sia che siano o no biologici:

- Grano e derivati dalla farina, farina di granturco, pasta e qualsiasi tipo di grano raffinato utilizzato nella preparazione dei prodotti da forno e di altri piatti cotti – Sì, mi sto ripetendo – Buttali!;
- Riso, anche quello integrale;
- Fagioli in scatola (in quanto sono cotti, no?);
- Fagioli disidratati (come quelli rossi) che non daranno germogli commestibili, in quanto incompatibili con gli enzimi presenti nel nostro organismo;
- Oli imbottigliati, e olio di cocco, anche se biologici;
- Caffeina derivante da tè e caffè.

Pensa a quanti soldi risparmierai evitando di comprare tutti questi alimenti!

Cibi ricostituenti sani:

Se stai cercando di recuperare la tua salute ormai persa, dovrai togliere la testa dalla sabbia ed educare te stesso a una reale evidenza scientifica. So che di fatto a scuola non ci viene insegnata una vera e propria educazione alimentare, ma con internet è veramente facile farsi una cultura.

Cerca di prendere spunto dalle numerose storie di successo – YouTube è colmo di video di gente che racconta della propria trasformazione passando da un'alimentazione ricca di cibo spazzatura a uno stile di vita vegano crudista. Alla stessa maniera, non tutti i vegani sapranno darti consigli brillanti tramite i loro blog e vlog.

In breve:

Dunque, cosa bisogna fare, in breve? Elimina dalla tua cucina e dalla tua credenza qualunque cosa nonsia presente nella lista sottostante. Diventare vegani è molto facile quando coltiviamo e/o acquistiamo solo questi prodotti:

- Frutta fresca e cruda;

- Frutta disidratata (come albicocche disidratate o datteri);

- Verdura fresca e cruda di qualsiasi colore ;

- Verdure disidratate (come i pomodori lasciati essiccare al sole);

- Noci crude di qualsiasi forma- comprese le versioni germogliabili;
- Piante marine (in altre parole, le alghe);
Hai visto quanto è facile imbastire un frigorifero vegano? Se non puoi comprare questi prodotti in un negozio di alimentari, coltivali in giardino oppure acquistali da un contadino locale, molto probabilmente non venderà nulla che tu non possa mangiare in quanto vegano!

E per rendere le cose ancora più semplici, ecco una lista più dettagliata del cibo crudo che acquisterai e col quale inizierai a sperimentare. Diamo un'occhiata più da vicino per quanto riguarda il contenuto di grasso o il sapore. O – in altri termini – grasso, frutta e verdura.

Grasso:

I principali cibi crudi che contengono grasso sono deliziosi. Non esagerare con questi alimenti, proprio come non esagereresti nel dosare l'olio di una bottiglia, o non consumeresti un'enorme bistecca tre volte a settimana nel periodo antecedente al diventare vegano. Detto ciò, non c'è nulla di sbagliato nel consumare un avocado al giorno o una manciata di olive o noci ogni tanto. Cerca di equilibrare il tutto!

- Avocado;

- Olive (non quelle in salamoia);

- Noci e semi crudi di qualsiasi tipo, possibilmente biologici (evita di acquistare gli arachidi se non sei sicuro che siano biologici – non abusarne in ogni caso);

- Semi di chia e di lino;

I semi di chia e di lino ti danno un buon nutrimento tramite pochi accorgimenti. Prima di tutto, non li facciamo germogliare. In seconda battuta, di solito non vengono consumati da soli ma insieme ad altri alimenti combinati in vari piatti. Inoltre, i semi di lino non danno al tuo corpo alcun tipo di beneficio (anche se non lo danneggiano), almeno che non li macini o li sbricioli. Utilizza un frullatore o un macinino da caffè per fare ciò. Ai semi di chia non serve questo tipo di trattamento per far sì che diano beneficio al tuo corpo, ma puoi comportarti nello stesso modo se lo desideri. Dai un'occhiata a tutta la parte di ricette dedicata ai budini per capire come usare questi semi. Oppure aggiungili ai tuoi frullati preferiti. Un altro modo in cui i vegani li usano, è metterli nell'insalata mischiati con tante verdure o posti al di sopra di esse per decorare.

Dolci:

E' ovviamente compresa tutta la frutta fresca. Ricordiamo inoltre la frutta disidratata come datteri, uvetta e albicocche. Di nuovo: trova un equilibrio. Troppo vegani ne abusano. In molti tendono a usare troppo i datteri (secondo me) nei loro mix e nei loro desserts. Non farlo! Cucinare vegano, o preparare cibo crudo, non ti condanna a rinchiuderti a cucinare giorno e notte. La frutta fresca consumata intera provvede a più della metà del tuo apporto calorico giornaliero. La frutta secca non dovrebbe essere vista come un dolcetto, come dovrebbe essere per il cioccolato o per i pasticcini, anche quelli vegani.

Acquista sempre frutta fresca, di stagione e più possibile chilometri zero. Ci sono decine di miglia di tipi di frutta su questo pianeta, ma ce ne sono alcuni molto

comuni che ti aiutano a cominciare bene il tuo periodo estivo (a seconda di dove vivi, il periodo può andare più o meno da aprile a novembre):
- Albicocche;
- Banane;
- Pere;
- Frutti di bosco di ogni tipo –mirtilli, more, lamponi e fragole;
- Melone di Cantalupo;
- Ciliegie;
- Uva;
- Agrumi di ogni tipo – Limoni, mandarini, mandaranci, arance, pompelmi;
- Mele;
- Prugne;
- Pesche

Non è fondamentale utilizzare cibi esotici, soprattutto all'inizio. Ma come ben sai, compra ciò che preferisci.

I supermercati ci hanno abituati all'idea che mele, pomodori e altri frutti e verdure siano disponibili dodici mesi all'anno. Non è vero! E' che ormai ci sono un sacco di agricoltori e contadini che coltivano arance e mele in varie parti del mondo per poi importarle ovunque. Se vuoi essere sicuro che ciò che acquisti sia di stagione, recati dai contadini. Se noti che più contadini stanno vendendo gli stessi tipi di frutta e verdura, significa che questi ultimi sono di stagione. Quindi, comprali! Mangiane di più! Madre Natura non ha sbagliato a renderceli disponibili proprio durante quella stagione. Perché contengono esattamente l'apporto nutritivo di cui il nostro corpo ha bisogno in quel dato periodo dell'anno. Ti aprirà un mondo scoprire come mangiare seguendo il ritmo delle stagioni migliora la propria salute.

Salato:

Lo stesso vale per le verdure di stagione delle tue zone. Scopri quali sono e acquistale. Sperimentale in diversi modi.

Compra tante verdure a foglia verde. Cerca di averne sempre qualcuna in frigo! Mangiane qualcuna ad ogni pasto! (Io addirittura le aggiungo ai miei frullati mattutini). In estate, le verdure a foglia verde saranno i vari tipi di lattuga tenera, e così via. In inverno, le verdure a foglia verde saranno invece quelle più "solide", come le varie tipologie di cavolo e verza che abbiamo a disposizione.

Acquista il resto delle verdure seguendo i colori dell'arcobaleno. Madre Natura, ancora una volta, ci mostra come verdure di colore diverso contengano nutrienti diversi, che servono al nostro corpo a seconda della stagione. Fidati delle verdure di stagione.

Ecco una lista delle verdure che puoi trovare nel periodo estivo (a seconda di dove vivi, può andare più o meno da aprile a novembre):

- Cetrioli
- Barbabietole
- Peperoni – di qualsiasi colore
- Zucca, zucchine
- Fagiolini
- Melanzane (per vegani non crudisti)
- Sedano
- Taccole
- Ravanelli
- Lattuga e verdura a foglia di ogni tipo
- Peperoncini
- Pomodori – di tutte le varietà e colori

Non è estate? Ai mercati dei contadini sapranno sicuramente quali sono le verdure proprie della stagione in cui ci troviamo, o puoi anche prendere spunto dal giardino del tuo vicino. Madre Natura, di nuovo, non sbaglia nel far combaciare i prodotti di stagione con le necessità del nostro organismo. Consuma più che puoi le verdure di stagione.

Comprando frutta e verdura di stagione, ti accorgerai di un altro beneficio molto apprezzabile: risparmierai soldi. Acquistare alimenti stagionali, significa comprarli quando vi è un'abbondanza di questo raccolto, e quando c'è un picco del raccolto, la Legge di Domanda e Offerta sfonda drasticamente, così paghi meno.

La Cucina Vegana:

Se al giorno d'oggi non hai abbastanza energie, diventando vegano potrai cambiare la situazione. Semplicemente, SMETTI DI:

- Usare il microonde per qualsiasi cibo (anche solo per riscaldare)
- Comprare ai fast food

- Mangiare cibo già pronto e molto cucinato

Avrai bisogno di abituarti a un nuovo modo di cucinare e ad alcune routine culinarie.

Magari ti potrà essere d'aiuto evitare uscite a ristoranti e fast food per circa un mese, o almeno per i primi tempi. La tua salute lo richiede. E tu te lo meriti.

Se fino ad ora ti è sempre piaciuto cucinare a casa, ci sono infinite possibilità che comprendono manuali e apparecchi elettrici, per far sì che anche cucinare vegano diventi un piacere.

Ho cercato di fare un piccolo sondaggio interrogando alcuni amici vegani su questo tema, e sono venuti fuori alcuni strumenti, utensili o piccoli apparecchio, che ognuno di loro utilizza:

- Coltelli affilati da cucina, di due o tre misure diverse e appositi apparecchi per affilarli
- Tagliere
- Grattugia/ affettatrice
- Levatorsoli/ svuotamele
- Pelapatate

- Robot da cucina, come frullatori, per macinare/ frullare le verdure facilmente, senza la formazione di liquido in eccesso, o per affettarli/ grattugiarli

- Spremiagrumi, manuale o elettrico, per limoni, arance eccetera

- Spiralizzatore, il più popolare (negli USA) è quello della marca Poderno, per trasformare le verdure in fettuccine, capelli d'angelo o spaghetti in tutta facilità

- Una spazzola per pulire bene le verdure

- Un cestino per la formazione del compost (per concimare il tuo giardino – anche i fiori e i cespugli ne trarranno beneficio)

- Una pentola e una padella per i piatti cotti

Proprio come ho fatto io, molti dei miei amici vegani hanno cominciato con un coltello affilato, un pelapatate e un tagliere – e un ardente desiderio di mangiare bene, sentirsi bene e apparire in forma. Ecco tutto! Se ora come ora non possiedi neanche la metà di questi apparecchi o utensili, va bene lo stesso. Prendi il tuo coltello, il tuo tagliere, e comincia da qui.

Capitolo 3: Buttarsi a capofitto o andare coi piedi di piombo?

Odio fortemente dover parlare di apporto calorico, quindi non lo farò – eccetto per dire che se diventerai vegano tutto d'un colpo (specialmente vegano crudista), è possibile che non mangerai una quantità sufficiente di cibo per raggiungere il tuo apporto calorico giornaliero. Una banana e due insalate al giorno non basteranno! I vegetali ricchi di acqua contengono molte meno calorie di quanto tu possa immaginare. Anche se ne mangi molte, potresti comunque non assumere abbastanza calorie, e avere come la sensazione di "mangiare tutto il giorno" per compensare.

Cerca di equilibrare il tutto

Anche se deciderai di consumare pietanze cotte, cerca di assumere *metà* delle tue calorie giornaliere ricavandole dal cibo vegetale *crudo* (non sto includendo le noci, in questo caso). Se stai pensando di seguire una dieta vegana crudista, programma di assumere *metà* del tuo apporto calorico giornaliero dalla frutta. Tutti i vegani dovrebbero considerare che la *metà* delle verdure che mangiano durante una giornata, dovrebbe essere costituite da verdura verde, preferibilmente a foglia, ma vedi cosa riesci a trovare. Per la maggior parte delle persone, questo significa che cominceranno a mangiare più frutta in un giorno di quanto farebbero adesso in una settimana, e molte più verdure verdi! Non preoccuparti – troverai il tuo equilibrio.

Le verdure e i frutti in assoluto più ricchi di grasso (e di conseguenza, di calorie) che puoi mangiare sono gli avocado, le olive, le noci, e i semi come quelli di Chia o di lino. Detto ciò, non abusare di questi alimenti ogni giorno. E se per caso un giorno ti capitasse di esagerare con i grassi, eliminali per l'intera giornata successiva. Bilancia il tutto.

*Frullat*i

Una maniera fantastica per trovare un equilibrio – e calorie a sufficienza – nel tuo percorso da vegano, sono i frullati. Non mostrerò alcuna ricetta di questo tipo nella sezione apposita. Questo perché ognuno ha sentito almeno una volta parlare di frullati, anche se la maggior parte della gente, pensa che questi comprendano solo la frutta. I vegani, e più particolarmente i vegani crudisti, consumano un sacco di verdure attraverso i frullati. Se puoi mangiare le verdure crude, puoi trasformarle in frullati. Ciò ti dà il vantaggio di introdurre ancora più vegetali nel tuo corpo, di quanto faresti mangiando una porzione grande d'insalata, e ti consente di consumare un adeguato apporto di frutta e verdure crude.

Prima regola del frullato con verdure – non aspettarti che sia dolce! Aspettati che abbia il gusto delle verdure che hai utilizzato. Seconda regola del frullato con verdure (in realtà, di tutti i frullati) – mastica ogni boccone prima che si sciolga. Ciò ti aiuterà l'intero meccanismo digestivo a estrapolare gli elementi nutritivi.

Un altro aspetto che riguarda l'equilibrio di una dieta vegana, è la *varietà*. Forse tua madre e tuo padre non hanno mai comprato nessun tipo di verdura diversa da carote e pomodori (e magari lattuga iceberg), quand'eri piccolo. Tuttavia, solo perché non se cresciuto con un ampio assortimento di frutta e verdura a tavola, non vuol dire che adesso sia tardi per sperimentare. Il modo migliore per mettere in pratica questo tipo di varietà è avere qualcuno dei seguenti frutti e verdure nel tuo piatto ogni giorno:

- Frutta fresca
- Verdura a foglia verde
- 4 o più tipi vegetali con colori diversi (non includendo il bianco) nella tua porzione di verdure a ogni pasto

- Germogli da semi o legumi
- Vegetali marini

A discapito di ciò che ho appena detto sull'equilibrio e la varietà, ecco un nuovo suggerimento per completare con successo la tua transizione a una dieta vegana:

Comincia, in ogni caso, scegliendo il cibo che ami mangiare!

Se per esempio non hai mai assaggiato i vegetali marini e non sei interessato a sperimentare quest'avventura – non farlo! Scegli qualcosa che ritieni più appetitoso.

Buttarsi a capofitto o andare coi piedi di piombo?

Esistono solamente due strategie realmente efficaci per diventare vegani:

1. Tuffati nel fondo di questa "piscina

vegana" proprio adesso. Butta o dona ogni cosa presente nella tua cucina che non siano prodotti di Madre Natura, come frutta, verdura, semi, o noci e semplicemente divertiti a creare piatti gustosi ogni giorno.

La prima strategia richiede di avere una comprensione di quanto cibo ti serva mangiare ogni giorno e di quanto peso abbia nel tuo carrello degli alimentarli – come pure nel tuo frigo e nei tuo bancone da cucina. Avrai bisogno di pensare alla quantità degli alimenti che dovrai cucinare – e quanto tempo impiegherai nel farlo – come pure quanti dei tuoi prodotti potranno essere consumati a crudo. Ti servirà veramente programmare in anticipo in modo da avere una quantità di cibo sufficiente sempre a portata di mano – specialmente per quando lavori o per quando sarai fuori a fare spese.

2. Scivola nella "piscina vegana" facendo lentamente un passo alla volta a partire dalla superficie e sguazza piano piano fino

in fondo. Svuoterai ancora la tua credenza, il tuo congelatore e il tuo frigorifero da tutti i cibi raffinati e confezionati che sono nella lista degli alimenti non compatibili.

La seconda strategia ti permette di cominciare da dove sei oggi, dalle tue attuali abitudini alimentare. Mangi carne? La mangi ogni giorno? Un primo passo, seguendo questa strategia, potrebbe essere provare un giorno senza carne e vedere come va. Nei giorni che non mangerai carne, potrai preparare delle alternative vegane. Se mangi tanti latticini (prodotti derivati dal latte come formaggi, creme di vario genere o yogurt), cerca di scalarli sempre di più in questo modo. Nessun latticino il lunedì, un pochino il martedì, e così via.

Un'altra versione della seconda strategie è questa. Per rimuovere tutti i prodotti animali, compresi i latticini, dalla tua dieta, concediti un giorno a settimana di mangiare un po' di carne, e un giorno diverso della settimana invece consuma un pasto con latticini. Stabilisci ancora un altro giorno per cucinare vegano se il tuo obiettivo finale è quello di uno stile di vita vegano crudista. Il tuo corpo potrebbe sentirsi sollevato in questo modo. Questo piano potrebbe funzionare meglio se stai ancora consumando abitualmente uno o qualcuno di questi cibi da eliminare, ma non se ne mangi in grandi quantità.

La fretta di raggiungere la salute perfetta

Alcune persone hanno l'urgenza di dover far regredire una diagnosi pericolosa e i sintomi e le minacce ad essa associati, per questo diventano vegani tutto d'un colpo (e magari anche vegani crudisti). E sconfiggono la malattia! Altre persone hanno bisogno di arrivare più lentamente verso questo cambiamento e abituarsi per grado – ma la loro salute e il loro benessere miglioreranno comunque. Ti mostrerò, in ogni caso, come diventare vegano.

Fai molto, e la tua salute migliorerà

rapidamente, certo. Cerca di capire che diventare vegano crudista è la maniera più veloce in assoluto per recuperare la tua salute e mandare alle stelle i tuoi livelli di energia. Puoi diventare vegano crudista dal giorno alla notte. Perché no? Ad ogni modo, se ad oggi stai ancora consumando un'ingente quantità di carne, latticini e cibi processati, il tuo corpo verrà travolto da una voragine di salute. Questo processo è chiamato "detossificazione" e non riguarda solamente la droga e l'alcol! Il tuo corpo tenterà velocemente di eliminare tutti i grassi tossici e le dosi in eccesso di zucchero e sodio con cui l'hai nutrito per... probabilmente tutta la tua vita. Concedi al tuo corpo una pausa in questo caso, e segui la via del cibo vegano cotto per diverse settimane o mesi. Poi, quando ti senti più a tuo agio con questo modo di mangiare, allora potrai passare del tutto al cibo crudo (se lo desideri).

Durante la tua transizione, tieni a mente queste   parole:

La maggior parte dei vegani spesso consumano una parte di cibo vegetale cotto, anche se sono vegani crudisti al 95%

Segue   molto   di   più.

Capitolo 4: Ricette - Cucina di transizione per la propria salute

Come ho detto prima, ci sono vegani crudisti che non hanno maiavvicinato del cibo a un forno o a un piano di cottura, e altri vegani che invece preferiscono cuocere la maggior parte degli alimenti (ma che iniziano sempre il pasto con del cibo crudo intero, come frutta, verdura, semi).

Diamo un'occhiata ad alcune deliziose vegane cotte, che suonano familiari anche a chi mangia carne, e che puoi servire per rendere il pasto un po' più sostanzioso.

Ricordati che qui si parla di diventare vegani per salute! Diventare vegani può e sicuramente ti fornirà un livello molto alto di sostanze nutritive; il tuo unico compito è di variare i tipi di frutta e verdura cruda che consumi, in modo da avere di conseguenza una varietà di sostanze nutritive. Diventare vegani non significa privare te stesso di qualcosa – fino a quando ciò che mangi è il più possibile naturale e crudo.

La Cucina Vegana:

Ho già elencato, nel capitolo precedente, gli apparecchi e gli utensili che ti saranno utili per preparare più velocemente dei pasti vegani.

Ecco qui una lista di piante e spezie fresche che ti aiuteranno a creare piatti vegani cotti decisamente più saporiti:

- Erbe aromatiche fresche(le puoi trovare facilmente nel tuo giardino o nella sezione apposita dei negozi di alimentari e drogherie). Queste comprendono basilico fresco, rosmarino, timo, salvia. Ne aggiungerei altre come i vari tipi di prezzemolo e il coriandolo.

- Cibo piccante – peperoncini rossi di qualsiasi "gradazione" se te la senti di sperimentarli;

- Spezie non piccanti, come noce moscata, cannella, e bacche di vaniglia al naturale

RICORDA:per imparare a non salare il cibo, cerca di avere sempre in casa dei limoni freschi, per poterci ricavare del succo. E' vero, il sapore è diverso da quello del sale, lo capisco. Tuttavia, ti garantisco che ti aiuterà a spegnere il bisogno di aggiungere sale alle pietanze. Provare per credere!

Ecco dove iniziare ad acquistare questi deliziosi cibi crudi:

- Negozi asiatici
- Negozi dei contadini
- Cooperative alimentari (e magari dedicati a del volontariato all'interno di esse, così oltre a fare del bene potrai avere del cibo ancora più economicamente)
- Se te lo puoi permettere, cerca di comprare alimenti biologici dagli appositi negozi
- Coltiva il cibo con le tue mani – da semi biologici

Ricette:

Condimento energizzante agli agrumi per insalata:

- Succo di due limoni
- Succo di un qualsiasi agrume, come pompelmo, arancia, mandarino eccetera
- Un o due grammi di pepe di Cayenna oppure pepe nero in polvere

Questo è un condimento basilare privo di sale. Poi prepararlo in due modi

Primo modo: usa uno spremiagrumi e utilizza solo il succo; mescola insieme al pepe.

Secondo modo: usa un frullatore; sbuccia la frutta; frullala fino a ottenere una consistenza liquida, che comprenda i semi e la polpa. Aggiungi il pepe.

Conserva questo condimento in frigo, dentro una bottiglia di vetro o un contenitore. Servilo insieme a ogni insalata di cibo crudo – specialmente le insalate con qualche vegetale affettato come ravanelli o cipolle – assapora il sapore energizzante sulla tua lingua.

Variazione

Se hai un frullatore, aggiungi mezza tazza di anacardi a questa ricetta.

RICORDA: se aggiungi gli anacardi, lasciali riposare immersi in acqua a temperatura ambiente per circa 2-4 ore. Ciò li rende più digeribili. Successivamente, elimina l'acqua (non ho mai sentito dire che l'acqua trattenga dei nutrienti).

Ti consiglio anche di provare ad aggiungere questa versione del condimento a insalate per lo più di verdure, che contengano pezzi di agrumi interi all'interno. Spesso dimentichiamo che mischiando frutta e verdura si ottengono gusti straordinari.

Condimento di pomodoro ed erbe:
Alcuni dei miei amici lo chiamano semplicemente "salsa fresca".
- Una piccola quantità di prezzemolo verde a tua scelta – tritato finemente
- 450 g circa di pomodori freschi tagliati finemente
- Uno spicchio d'aglio – tagliato e tritato finemente
Mescola tutti gli ingredienti tritati in un recipiente capiente, e fai riposare il composto in frigo per un paio d'ore, oppure mezz'ora in un contenitore, in modo che i sapori si mischino.
Tutto ciò che ti serve per questa ricetta è un coltello affilato, ma se hai un frullatore efficiente, puoi usare quello per velocizzare il processo. Tieni a mente che non dev'essere una purea, bensì un trito. Il pomodoro forma abbastanza succo per

fare di questa ricetta un condimento per l'insalata.

Variazione:

Puoi fare di questa ricetta un piatto a sé stante?

Assolutamente sì!

Non dimenticare che puoi anche unirla alla tua insalata di frutta e verdura. Mescola bene, lascia macerare per un quarto d'ora e goditi questo pasto delizioso.

Versa questo condimento in una ciotola di quinoa cotta e buon appetito. Gnam!

Corsi principali

Quinoa e Legumi

QuinoaKeen – Wah. Non ho mai trovato della quinoa non biologica in vendita negli Stati Uniti D'America. I legumi comprendono vari tipi di lenticchie – rosse, dorate, marroni – ceci, altri fagioli disidratati, e piselli disidratati. Negli Stati Uniti D'America, la maggior parte di questi alimenti vengono fatti crescere naturalmente (ma non è garantito che siano biologici)

Non è necessario lasciare in ammollo la quinoa nell'acqua. Cucinala come il riso –

100 grammi di quinoa in un litro d'acqua, e lascia bollire. La quinoa sarà pronta quando raggiunge un sapore "noccioloso" e i semi si rompono facilmente tra le dita. Non deve diventare molle!

Variazione:

Spesso preparo grandi porzioni di zuppe ricche di verdure. Aggiungi la quinoa a queste zuppe senza buttare via l'acqua! Gnam.

Dovresti lasciare in ammollo tutti i legumi, 2/4 ore, sciacquarli, e bollirli in acqua fresca a fuoco medio. Proprio come le noci, lasciare in ammollo i legumi li rende più digeribili per il nostro organismo. Mentre l'acqua dei fagioli o altri legumi si scalda, taglia le altre verdure e aggiungile all'acqua. Queste sono le quantità per una persona:

- 2 carote larghe
- Mezza cipolla
- 3 spicchi d'aglio tritati
- Una manciata di timo fresco, una foglia d'alloro, una manciata di rosmarino
- Un pizzico di pepe di Cayenne

I fagioli sono pronti quanto, soffiandoci sopra, la loro pelle raggrinzisce – o quando il fagiolo in sé è morbido.

Servi una mestolata generosa di quinoa e una di legumi. Non si aggiunge sale, grasso o olio, niente di niente! Gustare senza sensi di colpa!

Mentre stai aspettando che la quinoa finisca di cuocere, servi un'insalata di verdure crude in modo da ottenere il miglior nutrimento da entrambe le parti.

Variante - Colazione

Una dei miei amici vegani non crudisti ama fare colazione con della quinoa calda! Lei adora aggiungere un po' di frutti di bosco o dei cereali, oppure accompagnarla con una ciotola di macedonia di frutta fresca. Che bella colazione! Provala – è saziante, soddisfacente e ricca di proteine. E' dolce ma senza zucchero. E come la prossima variante , ti riempie per l'intera mattinata. Una variazione che riguardi i legumi a colazione è la preferita della popolazione vegana. Preferisco questa colazione semplicemente con lenticchie e carote. Se hai anche cucinato dei pomodori e del

timo fresco nel piatto, non importa −
riscalda una grossa pentola di questa
zuppa durante una fredda mattinata
d'inverno e avrai un caloroso e
soddisfacente sostituto del classico
porridge d'avena con latte, zucchero e
burro.

Puree e verdure al vapore:

Questa non è propriamente una ricetta,
ma piuttosto delle linee guida utili per
avere un'ulteriore varietà delle "solite
vecchie" verdure.

Una preparazione è quella che io chiamo
purea. E' ispirata dal tradizionale purée di
patate ma si usa anche per verdure non
tradizionali. Ecco un esempio:

- 4 foglie di cavolo riccio, che non abbia il
gambo duro

- 2 broccoli, con cime e gambi

Fai bollire una pentola d'acqua. Non
andrai a cucinare il cavolo e i broccoli, a
farli sbollentare. Questo significa che
dovrai immergere i broccoli nell'acqua che
bolle, e lasciarli dentro finché non
diventano verdi sgargianti. Fai lo stesso col
cavolo, finché non diventa di un verde un

po' più acceso e di una consistenza leggermente più morbida.

Ora, taglia i broccoli e il cavolo e mettili nel frullatore. Frullali a velocità media – senza liquefarli! Puoi lasciare uno o due pezzi interi. Versa tutto in un piatto.

Questo è una sorta di purea, oltre a un buon modo per mangiare tante verdure cbe non ami particolarmente, come succede spesso con i broccoli o il cavolo!

Puoi fare la stessa cosa con le zucchine. Oppure col cavolfiore e qualsiasi altro tipo di cavolo colorato. Scalda dell'acqua fino a temperatura di ebollizione, sbollenta la verdura e mettila nel frullatore. Ecco tutto.

Le verdure al vaporesono da preferire se desideri semplicemente consumarle cotte – carote, patate, cipolle,cavolo, cavolfiore, semi di senape e così via.

Per preparare le verdure al vapore, avrai bisogno di una pentola capiente e di un cestino da vaporiera riesca a entrare nella pentola. Puoi procurartelo in un negozio di alimentari (ce ne sono di tutte le dimensioni). Il punto è che non bisogna bollire le verdure in una grossa quantità d'acqua. E' il vapore a cuocerle. Scoprirai, se non lo sai ancora, che la cottura al vapore mantiene il sapore molto più intatto rispetto alla bollitura!

Sbuccia e taglia le verdure a pezzetti medio grossi. Versa due dita d'acqua sul fondo di una pentola e inserisci il cestello per cuocere a vapore sulla parte superiore. Tieni a mente quali delle verdure che stai usando richiederanno più tempo, e mettile dentro prima rispetto alle altre. Un esempio sono le patate, le carote e le fette di cavolo più spesse. Poni le altre verdure al di sopra di esse.

Aggiungi alcune erbe aromatiche – alloro, menta, rosmarino...

Dal momento in cui inizi a tagliare le verdura, tieni sempre sott'occhio la cottura – procederà più velocemente una volta raggiunta la temperatura di ebollizione. Quando le verdure sono abbastanza morbide, tira fuori il cestello. Gusta le verdure con qualsiasi condimento ti piaccia!

Salsa Rossa Stufata

Al contrario di tutte le salse di pomodoro in scatola, questa è piena di verdure fresche e crude – oltre a essere totalmente priva di sale, zucchero o altri dolcificanti o grassi. Con questa salsa, puoi raggiungere il tuo apporto giornaliero di tante verdure.

- 900 grammi di pomodori maturi

- 450 grammi di carote, grattugiate o tritate finemente preferibilmente al frullatore

- ½ cavolo, tagliato finemente

- Erbe aromatiche italiane (non secche) a tua scelte, come timo, rosmarino, basilico o qualsiasi tipo di prezzemolo

-2- 5 spicchi d'aglio – facoltativo

- Peperoncino rosso piccante e fresco, di qualsiasi tipo – facoltativo (a seconda se ti piace o meno il piccante)

Dico di grattugiare o tagliare finemente tutti gli ingredienti perché non dovrei porle in una pentola a cottura lenta. Lascia cuocere le a fuoco lento per circa 6 – 8 ore. Ricorda di mettere i pomodori sul fondo, in modo che rilascino il succo. La fiamma dev'essere più bassa possibile, copri la pentola e controllala circa ogni due ore.

Ovviamente, questo è un piatto vegano cotto. Può essere consumato sia caldo che freddo. Io adoro metterlo dentro alle foglie di cavolo romano o di bietole.

Varianti:

Frulla il tutto oppure lascia le verdure croccanti.

Se vuoi addentrarti nel mondo vegano e hai acquistato uno spiralizzatore, spira lizza due o tre zucchine o zucche estive (ovviamente crude!). Versaci sopra la salsa, fredda o calda, ed ecco un fantastico piatto di spaghetti, fettuccine o noodels crudisti!

Metti nel tuo piatto un mestolo abbondante di salsa sul tuo paté energizzante (capitolo delle ricette crude) oppure nel tuo stufato di lenticchie.

Lasagne Vegan:

Puoi preparare questo piatto letteralmente con ogni tipo di verdura affettabile che hai in frigo. Questa è una versione invernale.

- Una cipolla, di qualsiasi colore,

- Mezzo cavolo, di qualsiasi colore

- Qualche foglia di cavolo, di qualsiasi tipo (esclusi i gambi)

- Tre patate

- 2 o 3 patate dolci

- Erbe aromatiche a piacere – basilico, timo, rosmarino, circa un grammo in tutto

- Pepe nero o di Cayenna per insaporire – oppure peperoncino piccante – a scelta

- Una spolverata di cannella (Io la aggiungo prima alla salsa di pomodoro)

- Circa 500 ml di salsa di pomodoro fatta in casa

- Aglio tritato – facoltativo

Iniziamo con le verdure. Sbuccia le patate e le cipolle. Taglia le verdure a pezzetti di media misura. Disponile in una teglia da forno nel modo che preferisci, ricoprendole con salsa di pomodoro, erbe aromatiche e pepe (e se vuoi, aglio).

A me piace cuocerle a 200° per alcune ore perché si forma un composto– e i sapori si mischiano tra loro. Puoi cuocerle anche a 350° per un'ora se le preferisci più croccanti. Aspetta invece una mezz'ora in più se le vuoi più morbide.

Sì, è un piatto cotto. Puoi servirlo ai tuoi amici non vegani senza arrossire dall'imbarazzo. Puoi mangiarlo da solo senza sensi di colpa. Non contiene formaggio. Non contiene olio. Non contiene sale. Non c'è zucchera nella salsa di pomodoro. Un gusto salutare e vincente!

Capitolo 5: Ricette – Crudo, Vivo, Energizzante e Delizioso

E' sempre buona norma, per un vegano, consumare il 50% del proprio cibo nella forma cruda. Questo migliorerà la tua salute e ti farà assumere più nutrienti! (Ricorda: nelle fabbriche in cui si lavorano i cibi processati, i nutrienti vengono eliminati, e non contano quelli artificiali aggiunti da loro).

Come vegano, anche crudista, puoi consumare molti legumi facendoli germogliare. Aggiungili ai tuoi semi germogliati (ravanelli, erba medica e via dicendo), e ottieni un nutrimento super energizzante.

Puoi frullare i condimenti per le tue insalate insieme a frutta e verdura crude e, perché no, anche semi o noci. Anche le tue salsine e condimenti per insalate, come vedrai, di alimenti interi, crudi e naturali. Questo significa che puoi consumarli tranquillamente da soli come veri e propri pasti a sé stanti! Non credo che tu voglia farlo che con cibi processati in fabbrica, condimenti già pronti che magari sono contenuti in bottiglie piene di olio, sodio e zucchero!

Ecco alcuni modi deliziosi per consumare i tuoi pasti a crudo. Come vegano crudista, ricorda che tutto ciò che mangia "è proprio di Madre Natura".

Al contrario degli altri vegani, i vegani crudisti raramente, se non mai, utilizzano bottiglie d'olio oppure condimenti confezionati o in scatola. Queste ricette vanno a braccetto con queste abitudini.

La Cucina Vegana

Le stesse erbe aromatiche fresche e crude e le spezie che si usano nelle preparazioni dei cibi vegani cotti, si utilizzano anche a crudo– eccetto alcune che userai più per insaporire!

Condimento di Barbabietole e Pomodori Ciliegini

- Circa300 grammi di pomodori
- Una manciata di senape indiana, foglie di bietola (senza i gambi duri) – tagliati grossolanamente
- 4 gambi di sedano – tagliate grossolanamente

- 2 ml di succo di limone fresco

- 1 grammo di coriandolo intero – vanno bene anche i gambi

Frulla tutti gli ingredienti ad alta velocità in frullatore. Puoi usarlo subito, oppure conservarlo in frigorifero per uno o due giorni.

Condimento di peperoni e mango:

- 2 manghi grossi – sbucciati, denocciolati e tagliati e pezzetti

- Un peperone giallo, tagliato grossolanamente

- 5 grammi di semi di sesamo – o anacardi trtati

- Un rametto di rosmarino.

Frulla tutto in un frullatore ad alta velocità. Puoi usarlo subito oppure conservarlo in frigorifero per un giorno o due.

Ho provato a sostituire il mango con la papaya ed è stato ugualmente un successo.

Fantastiche Salsine Vegane Crudiste

Solo perché sei vegano crudista (o semplicemente, stai vivendo un giorno come tale), molti dei tuoi amici penseranno che "mangerai solo insalata". Non farti troppo prendere in giro, ma mostra loro un bel sorriso stampato in faccia quando ti vedranno intingere qualche verdurina cruda in questi intingoli esageratamente buoni. Senza aggiungere grassi, sale, zucchero – e nulla di artificiale! Cibo puro, nutriente... e senza peccaminoso.

Suggerimenti per frullare:

Se nel tuo primo periodo da vegano il tuo unico apparecchio da cucina è il frullatore, ecco a te dei consigli per come usarlo al meglio, anche con cibi non succosi.

Per verdure dure come broccolo, cavolfiore, cipolla, carota (per farti capire), prima di tutto tagliali in pezzettoni; mettili nel frullatore. Riempi il frullatore con dell'acqua – giusto da ricoprire le verdure sopra la loro superficie. Aziona il frullatore a bassa velocità, e vedrai quanti pezzi verranno a galla per azione dell'acqua. Non ci vorrà molto! Cola il contenuto del frullatore. Ora avrai ottenuto dei pezzi di verdura che potranno essere frullati molto più facilmente con noci o verdure acquose, o acque aromatizzate.

Formaggio di Anacardi:

- La testa di un cavolfiore – senza il gambo duro
- 20 grammi di anacardi – fatti ammollare in acqua e reidratati
- 1 o 2 spicchi d'aglio – tritati
- Circa mezza cipolla

Frulla il cavolfiore con un po' d'acqua, che poi andrai a filtrare; riempi il frullatore con gli ingredienti restanti. Frulla il tutto fino ad ottenere una crema "formaggiosa". Non dimenticare l'aglio – è l'ingrediente "segreto"!

Salsina Fagiolosa Senza Fagioli

- Una zucchina lunga o 2 zucchine mede – tagliale a pezzetti
- 20 grammi di semi di sesamo a crudo o semi di girasole
- 250 ml di succo di limone fresco – ottenuto da circa due limoni
- Uno spicchio d'aglio – tritato

Frulla tutti gli ingredienti ad alta velocità fino a ottenere un frullato. Puoi consumarla subito oppure conservare in frigorifero per al massimo due giorni. Il gusto è simile a quello dell'hummus di ceci.

Io ho sostituito i semi con circa 50 ml di salsa tahini(o meno, a seconda di quant'è concentrata). Sempre magnifica!

NOTA: Come far germogliare i semi

Ognuno dei fagioli o dei semi che ho menzionato si possono far germogliare abbastanza velocemente in al massimo tre giorni. Qualsiasi tipo tu scelga, fallo ammollare in acqua a temperatura ambiente per 4 o 6 ore. Io preferisco cambiare l'acqua ogni ora. Poi elimina l'acqua raccogliendo i fagioli in un colino (andrà benissimo di plastica o metallo). Copri il colino con uno strofinaccio e ponilo sotto a una ciotola per non far espandere l'umidità. Una o due volte al giorno, togli lo strofinaccio e sciacqua i fagioli sotto l'acqua corrente. Coprilo di nuovo con lo strofinaccio, e comincerai a intravedere le piccole code di germoglio che spunteranno. Quando la codina sarà lunga 5 o 6 centimetri, sono pronti per essere mangiati o per essere usati in ricette come il paté energizzante che vedremo qui sotto.

Questo è il processi di base che uso per i miei germogli. Tendo a far germogliare fagioli diversi in periodi diversi, separati tra loro. Il processo è lo stesso per la quinoa, i ceci eccetera. I miei preferiti di tutti i tempi sono i fagioli mung e le lenticchie. Entrambi germogliano velocemente, e amo follemente il loro sapore! Per ricette come il Paté Energizzante si tritano tutti e due facilmente.

Paté Energizzante

Magari qualche anno fa ti sei recato in no dei primi ristoranti vegani occidentali che hanno aperto i battenti. Se così fosse, è probabile che tu ti sia trovato davanti a una specie di gelatina marrone, che altro non sono che lenticchie frullate. Questa è una versione più nutriente e apprezzabile, amata da tutti i vegani, crudisti e non.

Per un successo migliore e più immediato, ti servirà un robot da cucina o un frullatore. Qui ti do le dosi – puoi tagliare tutto a metà o a pezzi, a seconda dei gusti.

- Circa 30 grammi di semi di girasole germogliati, lenticchie o fagioli mung
- 2 peperoni (va bene qualsiasi colore eccetto il verde), tagliati grossolanamente
- 2 o 4 spicchi d'aglio tritati
- 2 o 3 pezzi di cipolla – qualsiasi tipo va bene
- Una costa di sedano con le foglie, tagliato grossolanamente
- Una manciata di prezzemolo della tipologia che preferisci (Italiano, riccio o coriandolo)
- Succo di metà limone
- 5 – 10 grammi di pepe nero o di Cayenna per insaporire

Poni tutte le verdure acquose tagliate grossolanamente sul fondo di un frullatore. Dai una rapida frullata. Ora aggiungi i germogli. I liquido rilasciato dalle verdure ti aiuterà a ottenere la consistenza di un purée dai germogli. Potrai comunque avere un composto piuttosto asciutto e omogeneo. E' la versione cruda e vegetariana di un piatto di carne, ricorda!

Assaggia il tuo composto crudo e aggiusta di sapore. Di solito sento più il gusto del prezzemolo, o a volte quello più amaro delle foglie di sedano. Se gradisci, aggiungi ancora un po' di pepe di Cayenna. Questa è la ricetta base, come la maggior parte di quelle presenti in questo libro! Sta a te giocarci.

3 Modi per Gustare il Piatto

Involtini

Per pranzo o cena, fai il pieno di energia e nutrienti, riempiendo di paté una foglia intera di cavolo romano, lattuga o bietola – avvolgi la foglia attorno al paté e gusta. E' un burrito vegano crudista, privo di pane, al contrario del classico sandwich.

Salsine

Metti un po' di paté in un peperone tagliato a metà, oppure in una zucchina svuotata o una costa di sedano. Il paté può anche essere usato come intingolo per verdure a fettine.

Sushi

Spalma questo paté su una foglia di alga Nori (un'alga di mare a crudo), e completa con altre verdure affettate finemente o grattugiate. Arrotola, affetta e gustatelo. Ecco a te un sushi delizioso.

Budino Semplice di Frutta

Torniamo indietro a quando abbiamo parlato dei semi di Chia e di lino. Una caratteristica che hanno in comune, è che sono cibi addensanti che contengono acqua. Versa dell'acqua sui semi e si addenseranno da soli. Per questo sono perfetti per creare budini vegani crudisti! Qui troverai una ricetta molto semplice per un budino di banane. Puoi anche sostituire le banane con un altro frutto a piacere, va bene anche la frutta secca come i datteri, l'uvetta, o le albicocche. In inverno, mi piace mischiare la frutta fresca come le banane con quella secca, per ottenere un budino ancora più soddisfacente. Se vuoi aggiungere della frutta disidratata al tuo budino, abbi cura di reidratarla per 15 minuti in acqua calda.

- 30 grammi di semi di Chia interi, oppure di lino
- 50 grammi di banane

- 60 ml d'acqua filtrata (o il succo di un altro frutto fatto da te)

- Una spolverata di cannella (facoltativa)

Lascia in ammollo i semi nell'acqua filtrata per 10 minuti. Noterai che l'acqua si addenserà. Versa i semi e l'acqua nel frullatore e frulla fino a quando la frutta non sarà più intera. Frulla ancora (con cannella, se gradisci), e lascia riposare per 20 minuti. Frulla ancora e poi metti in un contenitore che riporrai in frigorifero. Lascia riposare per un paio d'ore, poi potrai finalmente godertelo.

Un altro stuzzichino che puoi gustare senza sensi di colpa, dato che non ha dolcificanti aggiunti – ma solamente il cibo reale di Madre Natura.

Ho fatto questo budino con banane, frutti di bosco e frutta secca, poi ho aggiunto sopra avocado e mele. Esperimento riuscito!

Conclusione

Una nuova cucina strana

Sono certa che, data la tua impostazione mentale in fatto di cucina, il tuo cervello cercherà di convincerti che diventare vegani, crudisti o meno, comporti il dover fare delle rinunce, perché è sicuramente più comodo campare di fast food e cibi precotti. Con la ricchezza di frutta e verdura crude che troviamo nei supermercati dei nostri giorni, e la tua abilità nel coltivare cibo in giardino (anche sul balcone – pratica sempre più in uso nelle città), non ci sono scuse per salvare nel nostro cervello delle nuove routine salutari.

Non mangerai carne o altri prodotti animali. Probabilmente avrai già buttato via o dato via i tuoi cibi processati preferiti, come i tipici prodotti da colazione o gli alimenti precotti. Il tuo congelatorenon conterrà più pasti pronti. Il tuo frigorifero sembrerà "strano", perché ora contiene solo frutta e verdure fresche (e facilmente reperibili). Tutto ciò

che sarà nella tua credenza saranno fagioli
germogliabili,   noci   e   semi!

Milton Keynes UK
Ingram Content Group UK Ltd.
UKHW020732010424
440421UK00014B/757